AQUARIUS

AQUARIUS

AQUARIUS

AQUARIUS

Catcher

一如《麥田捕手》的主角，
我們站在危險的崖邊，
抓住每一個跑向懸崖的孩子。
Catcher，是對孩子的一生守護。

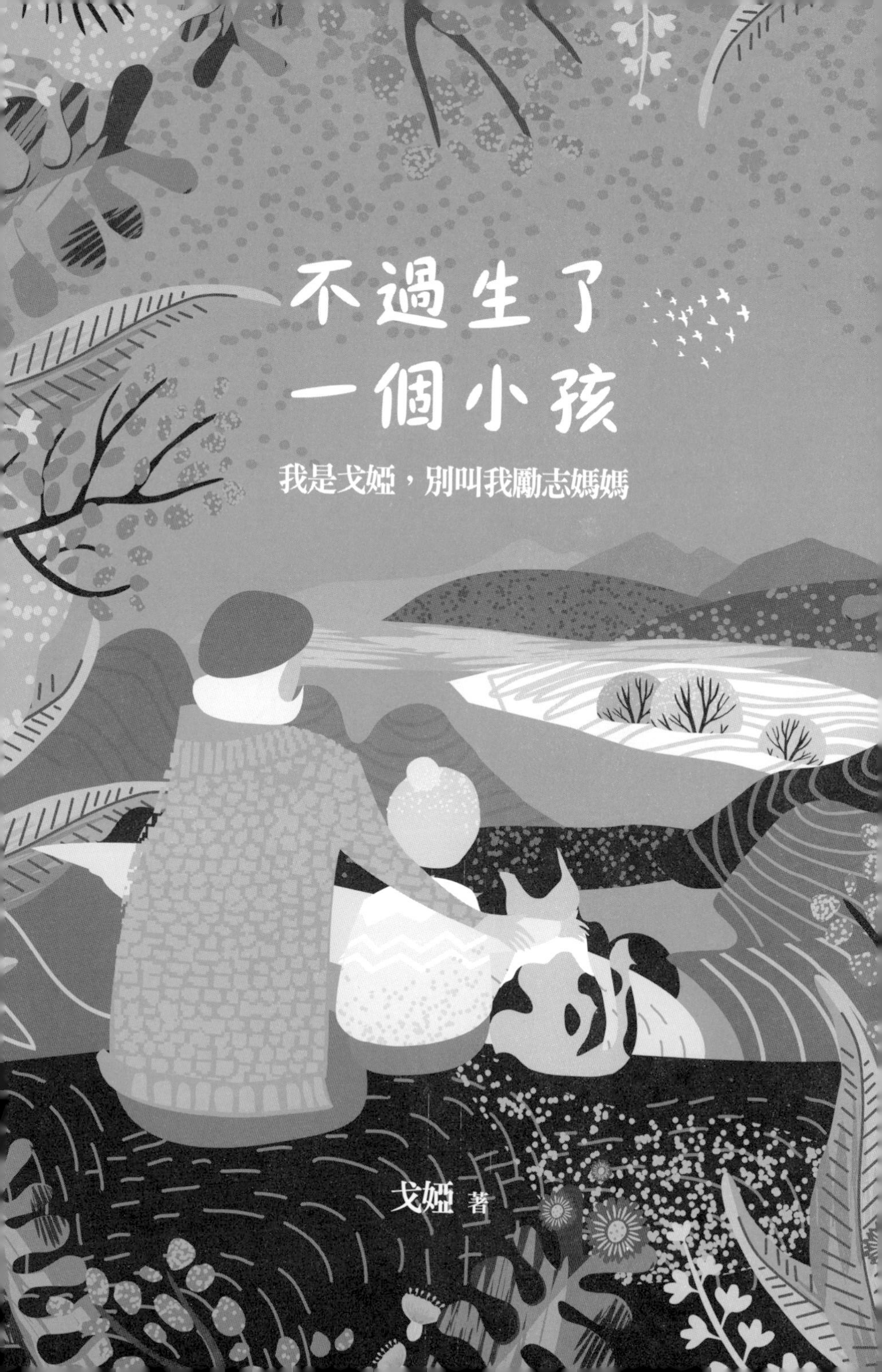

不過生了一個小孩

我是戈婭，別叫我勵志媽媽

戈婭 著

【推薦序】

向自閉兒學習，活在當下的生命熱情

文◎王意中（王意中心理治療所所長／臨床心理師）

他們在大馬路上走著，剛剛結束心理治療所的諮詢。回程的路途上，他們總是會順道前往附近馳名的麵包店，帶些桂圓蛋糕犒賞自己，再走一段路，往轉運站。如同許多假日來宜蘭，回程時準備北上的遊客，懷著已有的心理準備，稍後將進入國道五號的塞車車陣中，慢慢挺進。

看似很稀鬆平常的事，但我很清楚知道，這一切是多麼的不容易。

這些年來，總是有一些爸媽帶著孩子的困擾與期待，透過不同的交通方式，從宜蘭以外的縣市來到心理治療所尋求協助。

然而，這對母子很是不易。令人不捨的是，他們得先搭乘捷運，轉客運，穿越雪山隧道，抵達轉運站後，再走一段路或搭計程車來到心理治療所。對於家中有自閉兒的媽媽來說，這一趟路而來，已不只是距離上的遙遠。

你無法預期的是，無論在擁擠的捷運車廂，或沿途遭逢的人群，或排隊等待搭車、無所事事的空檔，或高速公路上的塞車路況，眼前敏感的自閉兒到底會出現哪些事。

狀況不用多，只要一、兩件，就足以讓媽媽心揪了起來。當然，這還不包括一路上，旁人所投予的質疑、不耐、厭惡或不以為然的眼光，以及不友善的神情。現實，就是如此殘酷。

許多日子，就這樣來來回回著。

在這無人知曉的背影之後，潛藏著許多不足為外人道的心酸。

許多的家庭，很容易因為家中孩子患有自閉症譜系障礙（Autism Spectrum Disorder, ＡＳＤ），而產生劇烈的變動，無論是家中經濟的額外負擔，夫妻工作的兩難取捨，陪伴時間的冗長與疲憊，管教與照顧的歧見，周遭家人的不諒解，缺乏社會支持網絡，對孩子障礙與身心特質的陌生，存在過度與不合理的期待，甚至於來自專業之間的分歧意見與看法，再再形成照顧者的沉重壓力來源。

對於孩子所面臨的精神疾病、障礙與發展遲緩來說，自閉症譜系障礙可說是相對嚴重的一種疾患。自閉兒在發展上，關於孩子的語言、認知、社會情緒、粗動作、精細動作、生活自理以及感覺統合等訓練需求，有許多地方會面臨亟需調整、教育、改善與因應等挑戰。

特別是，這些問題早發於幼兒階段，許多為人父母者尚未感受到來自於孩子成長的喜悅，就得無奈且被迫接受殘酷與現實，這使得父母不得不提早面對孩子成長上的特殊性與限制。

自閉兒受限於溝通、社會互動及刻板、固執、侷限、重複等行為、興趣與活動，因此亟需我們細膩地瞭解，並隨著時間，一塊一塊地慢慢敲打石塊，好鑿開一道理解的縫隙，來感受那深藏在厚重山壁裡，孩子內心的話語。

孩子對於父母，可以說是一項生命的禮物，自閉兒也是如此。感恩有機會先睹為快：寶瓶文化出版的《不過生了一個小孩——我是戈婭，別叫我勵志媽媽》這本書。在閱讀文字當中，讓自己再度看見了，許多特殊孩子與家長的熟悉身影。同時，也讓自己感受了許多有別於以往的，看待生命的方式。

書中，點醒了許多為人父母、老師、醫師、心理師、治療師等，在照顧、教育及訓練特殊孩子時，所存在的盲點。讓我們在陪伴自閉兒的過程中，能試著保有「普通而獨特的孩子」的態度來看待孩子。並以「任何不一樣的生活，只是一個不一樣的日常」，來合理詮釋因自閉兒所帶來的生活改變。

同時，也讓我們有所領悟「來自日常細節的喜悅」。這是支撐與維繫親子關係，以及面對漫漫療育的長路，非常關鍵與重要的動能。請不吝於給自己與孩子肯定，縱使從外人的眼光來看，似乎是微不足道的改變。

我很喜歡作者提到的這句話：「我們有了很多可以慶祝的小理由。這取決於成人把著眼點放在哪裡。」這正提醒著我們，調整自己的聚焦所在，許多幸福與滿足將油然而生。

《不過生了一個小孩——我是戈婭，別叫我勵志媽媽》，不僅適合關心自閉兒的家長、老師等參考，也非常適合提供給一般讀者閱讀，讓我們透過覺知與慢慢感受活在當下，好好地，自由自在地，不帶罪惡感地，為自己而活。

【推薦序】

孩子顛覆了生活，卻成就更燦爛的我們

文◎沈雅琪／神老師&神媽咪（資深教師）

戈婭的文筆真的太好，也太有智慧！在高鐵上閱讀這本書的時候，讓我一邊掉眼淚，一邊又開懷大笑，是呀！是呀!!生養一個不一樣的孩子，給了我們不同的喜悅和挑戰，我也遇到了這樣的情況，哎呀！遇到同樣狀況時，我怎麼沒有戈婭那樣的智慧去思考和回答？

戈婭說：「成就自己，是為了告訴孩子，我沒有為你犧牲很多，除了拚命照顧你，我也做了我想做的事。」

在女兒十個月開始復健後，我把上午的課調開，請兩個小時的假帶她去做醫院的復健，那時班上有個中度自閉症的孩子，我坐在復健室外聽著女兒在教室裡嚎啕大哭的聲音，腦中浮現的，是那個自閉症孩子因為腦部不正常放電而尖叫的畫面。

復健完，我送她回奶媽家後，再回學校去面對堆積如山的作業和因為調課而排滿的課程。放學後，立刻帶著她到私人診所去復健。我的生活就是工作、家庭，還有她的復健。

剛開始復健那兩年，覺得只要我努力就能翻轉一切的那兩年，我像個陀螺轉不停，只希望只要夠盡力，孩子就能夠跟上大家的進度，可以從身心障礙手冊畢業。即使下著大雨，頂著烈日，我從來沒有拿過傘，肩膀上掛滿了東西，雙手推著娃娃車，我總是濕著進復健診所，坐在教室外打瞌睡時衣服乾了，推她找到車子，我又全身濕透了……

累到好想放棄。我跟同事說，我好不想帶她去復健，再這樣下去，我的假卡填滿，考績要乙等了。

同事直言說：「你怎麼敢說你不想帶她去復健？孩子是你生的，你把她生成那樣，當然要負完全的責任。如果我是你，就辭掉工作帶孩子去復健！」

當下真的覺得好委屈，是我生的，但不是我所願哪！我的工作能力是公認的，我認真又負責，即使請假帶孩子去復健，我從來沒有缺漏拖延任何一項工作，所有該我做的評鑑，每一個成績都優秀。不是都說我是好老師？不是都把最困難的個案交給我？為什麼我生下一個特殊的孩子後，這世上可以沒有我，我只能為孩子活？

我沒有被同事的那段話打敗，撐過了黑暗期，在忙碌的同時，女兒的復健沒有停，我還出了書、跑了上百個學校演講，我必須成就自己，讓自己有自信、有力量，才能面對前仆後繼而來的挑戰。

總是有人會問我：你怎麼能接受孩子這樣的狀況？這樣的程度？她沒有競爭力該怎麼辦？她只考個位數，你不生氣嗎？

我也想了很久，我是怎麼能夠接受的呢？看了戈婭的書才恍然大悟，是呀！這孩子不是突然塞給我的，她不是突然學習障礙的，我是從小看著她的障礙長大的，用盡各種方法，把自己對她的期待調整又調整後，找到我們都能夠好好生活的模式。她的障礙對我們的生活完全沒有影響，就是生活的一部分。她看不懂字，如果讓她自己面對考卷，一定是零分，考卷上分數都是多出來的，我怎麼會生氣？我還跟她一起數了跟分數一樣多的硬幣，一起買了冰淇淋慶祝。

以前我也常擔心她的未來，想著她都不識字沒辦法書寫，以後她能做什麼呢？女兒常常問我：「以後可以當郵局賣郵票的阿姨嗎？可以跟你一樣當老師嗎？可以……」她總覺得別人可以為他人服務是很神氣的一件事，每一個工作都要問問，長大也能跟他們一樣嗎？但是她知道自己沒辦法考試，我也從來不瞞著她，直接告訴她，這些需要考試、寫字的工作不適合她。

有一天，我們去吃飯，她吃了店裡的冰淇淋，回家後告訴我：「媽咪，我知道我們以後可以做什麼了！我們可以去賣冰淇淋呀!!我們一起開間店，我賣冰淇淋，另外一半你來賣蛋糕好嗎？」

我的天空豁然開朗，這孩子總是會找到讓我放心的方式，賣冰淇淋和甜點，多麼讓人開心的一個工作！我們只需要有編號，誰需要文字來著？我們多麼幸運，她沒有成堆的評量、考卷、自修要寫，我們不需要準備任何的考試，不需要去安親班。每天放學，她陪我做菜、陪我做蛋糕揉麵糰，我陪著她畫畫、看《蠟筆小新》，過著跟別人不一樣但是很開心的生活。我們都和這些單純又天真的孩子，開心地活在當下。

看著戈婭，我發現自己並不奇怪，更不孤獨，我們生養了一個不一樣的孩子，都讓孩子顛覆了生活，卻都成就了更燦爛的自己。

【推薦序】

一本「必讀」之書

文◎芭芭拉・鮑德溫（Barbara Baldwin）

對有特殊需要的孩子的父母和老師來說，這是一本「必讀」之書。

戈婭帶著自己的理解和洞見，用非常個人化的敘述，分享了她做為自閉譜系母親的旅程。你們將會看到她與特需兒子的生活點滴以及兒子給自己生活帶來的治癒。同時她也帶著一顆同理心，客觀地描述了特需父母們的困境、中國對特需家庭服務的空缺，以及當今社會對特需群體的主流態度。

戈婭代表著一種真正的現代心態。不帶一絲自憐，她安定地接受了她的人生使命，將她自己從職場女菁英轉變為生活中的終生學習者。她有著超前的態度，這些對於父母和老師來說都將是非常寶貴的建議。

這是對當前形勢的一個勇敢聲明，也是一個明確的呼籲——我們需要從根本上去改變困境。

【編輯說明】芭芭拉・鮑德溫是澳大利亞治療教育專家、語言病理學家，在世界各地的康復村及學校，與不同年齡的特需人群工作逾五十年。康復村（Camphill Community）是一九四〇年時，小兒科醫師科尼格（Karl König）在蘇格蘭創立，以有特殊教育需求的兒童、成人為對象。如今這個共同居住、彼此關照的社區互助療癒概念，已逐步推廣至全世界。

【推薦序】
沒有一個人生來就會堅強

文◎黃佟佟（作家、媒體人）

查了一下，認識戈婭原來是在二〇〇七年，離現在足足有十一年了。在這十一年裡，我們只見過一次，但聯繫一直沒斷，還真是緣分。

二〇〇七年是我生活最為不順的一年。那時的我在文藝雜誌當主編，靠寫情感專欄賺點外快。我一個朋友是開婚戀公司的，邀請我去重慶做活動，順便也散散心，就這樣，認識了戈婭。

戈婭當時是重慶最大的女性報紙情感版的主編，給我的最深印象是皮膚白得發光，而且性格反差很大，私下裡見呢是個總笑咪咪又軟綿綿的小美女，場面上見呢則是那種能幹、爽利、鎮得住場子的媒體菁英。記得做完活動的那天晚上，我們在一家咖啡館裡聊天，我想我之所以對戈婭能保持深刻的印象，就是因為這一次深夜聊天。這是我第一次看到人的外表和內在差距會這麼大，一個長得這麼漂亮的女孩待人會這麼謙卑而小心，而且這也是我第一次發現有女孩和我一樣，我們都有一個父母爭吵不休的童年，都有一個非常嚴厲令我們終生不敢撒嬌的母親，都在成年之後和原生家庭非常疏遠……而後來，我們倆都成了單親媽媽，逼不得已只能請父母過來幫忙帶孩子，一步一步去修復我們以為終生都不能癒合的傷疤，這當然是後話。

總之，十一年前的那一面之後，我們就像兩條軌道上的兩列火車再也沒有會過車，冒著突突的白煙，奔跑在不同的風景裡。她在重慶，我在廣州，我的主旋律是寫稿、寫稿、寫稿，而戈婭的主旋律則波瀾起伏得多。我先是知道她結婚了，後來知道她買房了，再後來是生孩子，孩子很可愛，然後又出書，事業生活兩得意……嗯，挺好，這不正是可愛的美女應該得到的穩穩的幸福嗎？直到有一天，我發現她突然帶著孩子到了大理，而且居然是長居，這才問起她。她告訴我，她離婚了，也辭職了，孩子有自閉症，所以她帶著孩子來大理，現在靠開微店和寫稿為生。

做為一個有生存焦慮症的人，我僅僅從這幾句話裡就知道景況有多麼嚴峻，但我又知道我幫不了她什麼，因為我自己也過著狼狽不堪的生活。我當然知道一個人扛起生活的重擔有多麼難，別人眼裡的一分苦，我們會感受到十分，別人可以一揮而逝的情緒，我們要花百倍的力氣去紓解和鎮壓……但最痛苦的是，你知道這些事只能你一個人扛。我根本都不敢想，如果我是一個自閉症孩子的單親媽媽，我會怎麼辦？是的，我連想都不敢，儘管我還常常在這些年裡自詡自己是一個足夠堅強的人。

可以想像那是非常難的，但一直到我看了戈婭的這本書，才知道有多難。

這是一本特別真誠、特別樸實而又充滿力量的書。我除了詫異於她文字、智識的長足進步，也震動於她的真實、她的樂觀、她的從容——沒有太多怨氣，全然地擁抱與接受。那是一個靈魂擁有極大智慧的表徵，但看過了書，還是心疼她：真難啊，沒想到這麼難。對於我們這些媽媽來說，一個自閉症孩子意味著什麼呢？沒概念，但看了這本書，我有一點點明白了。

因為自閉症，有些孩子被暴打，有些孩子被遺棄，有些孩子逼瘋了父母，但他們有什麼辦法呢？有數據顯示每六十八個孩子當中就有一個可能會遇此劫。每個自閉症孩子，都會有這樣那樣的感覺失調，這讓他們很多事情都做不到。他們中的很大一部分，都沒有辦法向成人表達出自己的真實感受，即便有幸能夠表達，普通的成人也只會覺得：你在說謊，你就是不想做。

不被理解的孩子，是委屈、孤單的人，但身為自閉症孩子的母親常常擁有雙倍的委屈和孤單。戈婭在書中描寫了一個總是大聲地責罵孩子的媽媽，她強制孩子做各種只有正常孩子才能做到的事。「可是有一天，我看見有一個人在這個媽媽又大聲責罵孩子的時候，溫柔地擁抱了她。這個媽媽當時就哽咽了，是那種萬千委屈從喉嚨滾過的哽咽。她說：『我這些年……他爸爸又不管他……都是我的錯……都是我沒有教好……』當時我的胸口一下子就痛了起來，我瞬間一點兒都不討厭她了。我知道，她一定一定經歷過我們不知道的『這些年』。就像我們所有父母的『這些年』一樣，充滿了太多說不出來的委屈、軟弱、絕望、悲涼……即便這本書有十多萬字，『這些年』都依然欲語還休。」

真正的難是沒有辦法和別人訴說的，我們常常用德國詩人里爾克（Rainer Maria Rilke）的句子鼓勵自己：「有什麼勝利可言？挺住意味著一切。」那是絕境之中唯一的辦法：生扛。你要真正接受一切，你要埋頭苦幹，等待黎明的到來，同時，你還要做好準備，黎明可能永遠不會來，但就算不來，你也打算幹下去。所以，當我看到戈婭以下的句子時，我深深為她震動，這是真正經歷過苦難，而且扛下來的人才能說得出來的話：

「所以，並沒有什麼『想通』的『醍醐灌頂』的時刻，總是會掙扎的，也總會有前進一步退後三步的時候。千萬不要因為我曾經展示出來的特別愛孩子的朋友圈而感到自責，我只是將這些複雜的時刻放進心裡，看著它們一直向上生長，等著它們慢慢過去，以此自我療癒。」

「這些年我認識了非常多的家長，裡面有很多有大智慧的人。我發現，每一個我覺得很棒的人，他們的『想』，都是長年累月、一點兒一點兒『做』出來的。『想』是一個經過提煉的結果，『做』才是過程。」

「我覺得，只有當我們意識不到『堅強』、『堅持』、『努力』、『挺住』等詞語的存在時，才代表我們不再失衡。」

沒有人生來堅強，也沒有哪個媽媽天生就有所謂的人生智慧，那只是一場生存之戰。也許，這正是戈婭寫這本書的意義，她想分享，想幫助他人，想自我療癒，就像《七龍珠》最後一集裡悟空說的：「我們之所以要奮力戰鬥，是因為只有在戰鬥裡我們才會變得更強大。」可不是嗎？即使當了媽媽，我們也一點兒都不想強大，但當生活需要我們不停地戰鬥時，我們只能強大。我在這些文字裡看到了一個嬌弱的都市女郎的成長，看到一個媽媽在經歷各種育兒困境後艱難選擇，漸漸成為一個生命的強者，成為一個懂得停下來，泡杯茶、看雲的人。

那是愛穿漂亮裙子、愛買名牌，著急上火在名利場上比拚的女孩子可能一生都不會明白的道理。生命的真相不是裙子，不是名牌，不是愛情，不是事業；生命的真相就是我們要一直朝著遠山進發。「遠山不是目標，遠山只是我們內心存有的美好願望，過程愉快就夠了。人生短短幾十年，我們要認真努力地活著，但我們沒有必要讓自己，也讓孩子，就像『我會活生生世世』那樣去『太過認真、太過努力』地活著。不管對人對己，那樣的一生都太辛苦了，會有些浪費這一個體驗『生』，體驗『死』，體驗過程中星光滿天、草長鶯飛、花開花謝的機會吧。」

無論是做自己，還是做媽媽；無論以什麼樣的方式到達遠山，或者不到達，願我們不負此生。

【編輯說明】微店是一款線上開店的手機ＡＰＰ。

【前言】

你要踮起腳尖生活

其實在二〇一七年初，廣西師範大學出版社的陳顯英就找到了我。她在我的微店裡買了茶，我加了她的微信，沒聊幾句她就說，跟你約一本書吧。我當時答應了下來，可是這一拖就是半年。這半年我在幹什麼呢？我在瘋狂賣貨。我來到大理就開了個微店，賣雲南的高山有機茶和其他一些土特產。

那真是「沉迷賺錢，日漸消瘦」。

那半年我的日常基本就是這樣的：早上起來帶火娃去學校上課，這時我是「戈老師」；大概下午四點放學回家，換上最舊、最舒服的家居服，一頭扎進工作室，開始瘋狂打包；打包完了時間尚早，或者哪天累了想先歇會兒，就端著茶杯跑上天台，給火娃穿上溜冰鞋讓他滑著，自己盤上腿或者直接半躺下，邊喝茶、邊抽菸、邊上朋友圈發茶葉小廣告。

菸灰隨地彈著，洗茶水隨地倒著，破桌子眼看就要倒了——沒事兒，人依舊半躺著，懶洋洋地從二郎腿裡騰出一隻腳，蹬一蹬歪掉的那條桌腿兒，又可以穩當個幾小時。

火娃滑過來：「媽媽，我想喝水。」

我答一句：「好勒。」

五分鐘後還沒動，火娃只能又來催：「媽媽！我想喝水！我想喝水！」

有時候覺得，我看起來是為火娃付出了很多，但有我這麼個懶媽，他也未必沒有在心裡想：「我也是操碎了心啊。」總之那半年，屬於我的形容詞就是：邋裡邋遢、蓬頭垢面、胸無大志。我的朋友J——一個九十後媽媽，一個在大理生活多年、覺得人就應該懶洋洋地過自己覺得爽的日子的女人，都不止一次搖著頭對我進行全方位的人格侮辱：

「我就覺得你今天不對勁，到底哪裡不對勁呢？想來想去，噢，原來你穿了一雙布鞋——你居然穿了一雙布鞋!!!你怎麼不繼續穿你那雙從去年穿到今年的人字拖呢？」「你看看你的腳，腳底和腳面完全是兩個顏色了，你能稍微防點兒晒嗎？你看你都黑成啥樣了?!」「我看不下去了，你能給你的腳去個死皮嗎？」「辛苦你了，今天還穿了兩件衣服。你怎麼不繼續穿你的套頭裙子了呢？一件搞定多輕鬆啊。」「你的頭髮幾個月沒剪了？」「好歹是出個門，你能畫個眉毛嗎？」「你這畫的是個啥眉毛？你能稍微長點兒心嗎？」「我的天，你怎麼能把自己搞得這麼醜啊！」「火娃！你怎麼也不管管你媽?!」……

每次我都回答：「我覺得挺好的呀！」我是真的覺得挺好的。

我二〇〇三年開始進報社做記者，二〇〇五年開始做主編，一做就做了十一年，辭職後又做了半年的互聯網公司高管。這十幾年來，接觸了各種聚會、各種沙龍、各種演講、各種晚宴、各種大型活動、各種電視台嘉賓、各種高跟鞋、各種禮服、各種妝容、各種高腳杯……我做女神做了十幾年，放鬆下來過披頭散髮的日子真的感覺太好了，你們能懂嗎？

我終於能心安理得地過我最喜歡的簡樸生活。沒有人告訴我，某個品牌又出了某款包包特別適合你，居然才八千元，很百搭哦；沒有人說，我覺得你的法令紋要補一點玻尿酸了；沒有人睜大眼睛說，我怎麼覺得你最近有點胖了，這樣上鏡不好看，我給你分享一個減肥食譜；也沒有人說，你這個衣服的牌子有點小眾，穿了人家也看不出來，還是得買個能讓人一眼看得出來品牌的大衣……

我為了應付各種所謂的高端場合買的名牌包包、禮服裙、恨天高、全套的化妝品終於可以全部塞進箱子裡。我終於可以自由自在地買一百元的T恤；可以盡情地穿牛仔褲、套頭裙、人字拖和平底鞋，擦個唇膏就出門，背那個最實用的不超過兩千元的小包和那個陪了我整整六年、不超過兩百元的特別能裝東西的雙肩包。我就這樣過了整整一年了。

告別一切錦衣華服、聲色犬馬，終於不用再拗造型（擺pose）的日子，真是太爽了。我曾經和我的好朋友Keiko說，這種可以做很多體力勞動的日子對我來說真的是太好了。她面帶一副「我是過來人」的表情，笑嘻嘻地告訴我：「那是因為你同時在做腦力勞動。一邊洗床單一邊翻譯的時候，也是我感覺精力最棒的時候。」

我想了想，的確是。因為這一年多來，我一直在繼續寫已經在老東家寫了十幾年的專欄，每週一篇，一篇一千字。文字在很大程度上抵消了做個小生意人原本應該有的疲憊和空虛。可是後來，我的客人愈來愈多，訂單愈來愈多。當我每天需要花三個小時以上才能處理完所有的訂單時，當我每天兩隻手腕都要換新的膏藥時，我終於崩潰了。

如果每天只需要花一個小時就可以搞定我的小生意，和每週一千字，我覺得這兩種能量是可以互相支持、互相消解的。但當我的體力勞動過大時，每週一千字的腦力勞動對我來說，已經無法抵消那種隨時到來的靈魂拷問了：「你就真的只是個帶娃加賣貨的而已嗎?!」

內心一個堅定的聲音跳出來，說：「當然不是！不是，不是，不是!!!」

二〇一七年八月的一天，我打包完所有的包裹，洗完澡，冷靜地再次給雙手貼上膏藥，發現已經到了夜裡快十一點時，突然下定決心：我要寫書。

我最心愛的陳編輯聽聞哈哈大笑：「你終於良心發現了！」承蒙不棄。

也就是在寫書的這段時間，我好好思考了一下，對我來說寫作的意義是什麼。少年時代，它是我對抗青春期焦慮的渠道；大學的時候，它是我尋求自身存在感和賺取生活費的方式，我就是透過成為一個校園「美作」，收穫了一堆追求者和暗戀者，這個很重要，來自異性的認可和寵愛，是一個從小活在糾結和自卑中的女孩子最快得到自信的方式；工作了之後，它是我獲得薪水和成就感的方式，我熱愛它。但其實，它始終只是我的工作，長達十幾年，我沒有在工作之外寫多餘的任何一個字。我的每個字都登在了報紙上，變成了我的薪水，以至於大學時代喜歡我的小說的舊友時不時就要感歎：「你浪費了你的才華，你看你現在寫的都是啥東西。」而現在，我清晰地知道，儘管我不再是一個靠賣文為生的媒體人，可我此生不可能不寫作。拚命賺錢只是因為對未來的恐懼，我怕我和孩子將來的生活會無以為繼。這種恐懼感讓我很難好好地活在此時此刻，我很難真正做到低下頭腳踏實地地生活，同時抬起頭看到生活中種種活潑的細節。我深知以我有限的才華，這輩子是不可能成為一個大家了，但我還是要寫，我必須強迫自己來寫。寫作，是一種自我確認，是一種自我反省，它是我對抗這人世虛無的解藥。

想起以前看過的一些書。有一本書裡寫到有一個富家小姐的家族在特殊時期一夕衰落，而她淪為洗衣婦。十個手指蓋都洗掉的時候，她還要給人洗衣服去換人家的一節藕，然後仔細地切，在盤子裡擺成水果的模樣做下午茶。另一本書裡有個主人公的名字我現在還記得，叫陳白露。陳白露也是家族一夕敗落，她無錢無勢，一切名牌都買不起了。可是她還是她，買不起就不買，甚至柴米油鹽都可以不買，但要把打工賺來的錢拿去買好茶。只能吃得起一碗白米飯的時候，她用頂級的茶水，給自己做茶泡飯。她從來不怨。她說：「我倒要看看什麼世道能毀掉我陳白露，能毀了我的只有我自己。」

可見對抗人世虛無的解藥，每個人都是不一樣的，甚至看起來截然相反。但是，它們的功能是一樣的，它們在時刻提醒我們，生活不只有眼前的苟且。

而另一個同等重要的理由是：我想藉此告訴火娃，我並沒有為他犧牲太多。我不希望有朝一日，有人告訴他他的媽媽很偉大，為了他她連十幾年的根基都不要了，她甚至為了賺錢養家，心甘情願放棄了寫作，成為一個做小生意的老闆。我不要犧牲，不要偉大，我會一直盡力保持自我，做我自己喜歡做的事。我希望和火娃一起成長，希望他不要擔心、不要愧疚，希望他知道自己不是我的負累。

想起在我剛剛進入報社時，我的直屬上司、副總編吳景婭，一個冰心散文獎獲得者，曾經對我說：「你要踮起腳尖生活。」

那時二十歲出頭，這句話我當時覺得挺棒，但是也就那樣過去了，就像其他我覺得很棒的句子那樣過去了。而十幾年後的現在，我突然重新想起了這句話。我知道，我已經懂了她到底要告訴我什麼。那是一種適度的超脫：你要好好活著，你的腳一定要踩到地上，你要避開泥濘，要不垮塌、不陷落。但你不能只是好好活著，你不能只顧著趕路、只顧著避開泥濘，你要隨時抬頭，刻意地、用力地去踮起你的腳尖，你的鼻子要聞得到遠處的花香，你的眼睛要看向更遠的遠方。

目錄

第二章
我和孩子——我做特殊媽媽的這些年

目錄

第四章

我們和世界——世界是所有人的

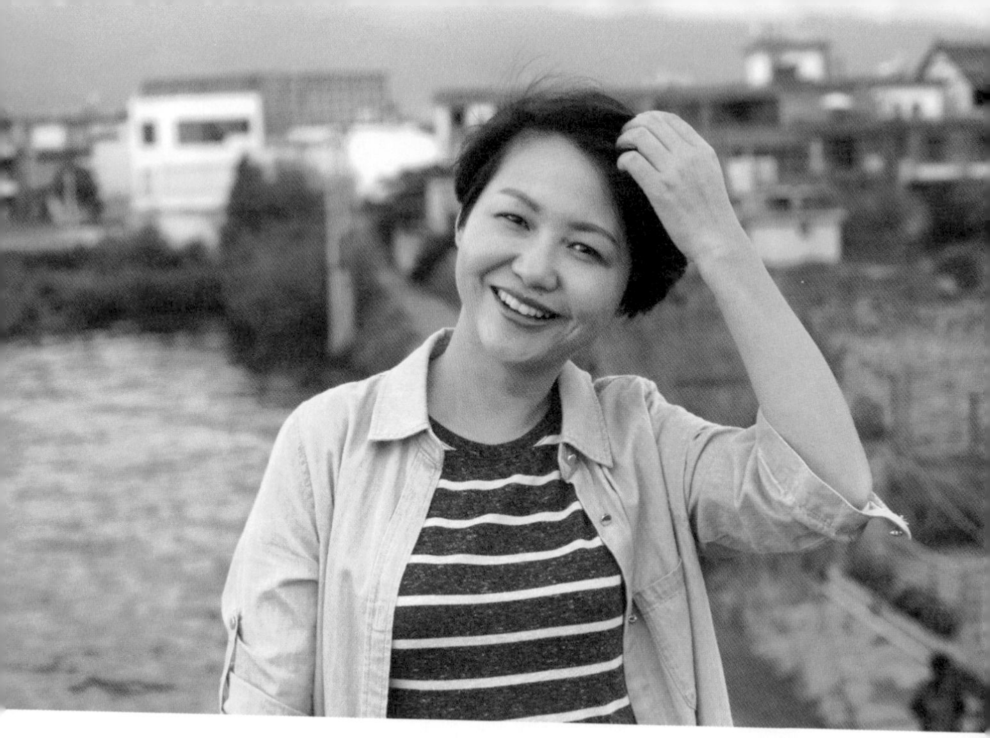

曾經，我所有的工作照都是這樣溫柔得體地笑著。誰能想到，藏在平靜溫和的外表下面的，是一個被巨大的焦慮和愧疚感折磨的母親。

相比來說，我更喜歡的是上面這張來大理後拍的照片。當然我黑了很多，但是很多朋友都說，我的眼神不一樣了。

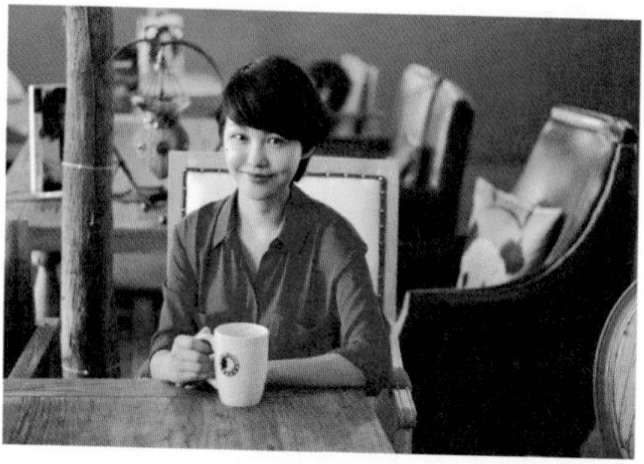

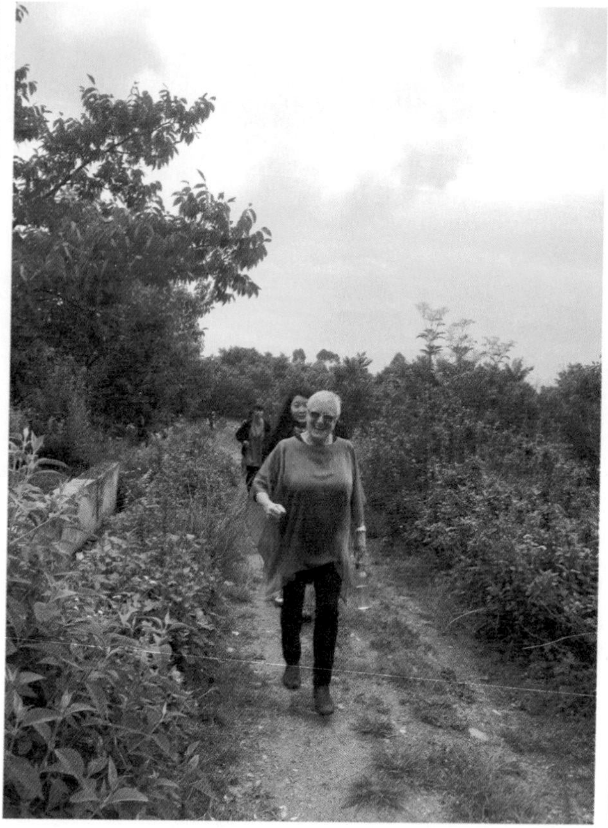

我和火娃人生的很多巨大轉折都來自於她：
芭芭拉 ・鮑德溫。從小生在康復村、長在康復村的她，和特殊孩子以及特殊孩子的父母們是有天然的連結的。

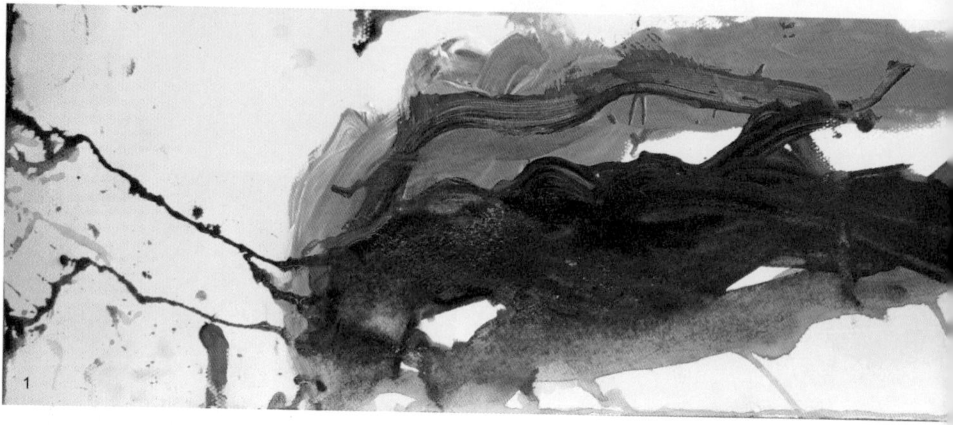

1

1

在九歲之前，火娃是從來不畫畫的。有一天卻突然開始玩顏料，畫的是各式各樣的陽光。班上同學笑他：又是陽光！火娃你為什麼總是畫陽光！

2

火娃人生中第一次親手製作禮物，是在他外婆的生日那天。那時他八歲，我們還在「一個人的課堂」。彩泥做蛋糕，吸管是蠟燭，放了幾個小石頭做水果。外婆激動得眼淚都快掉下來了。

3

這是另一幅大理蒼山的雲和陽光。在火娃身上我發現：大自然的力量，是慢慢在一個孩子身上積聚的。那些變幻莫測的大理雲，其實都儲存在他的大腦裡，等著有一天用某種方式表達出來。

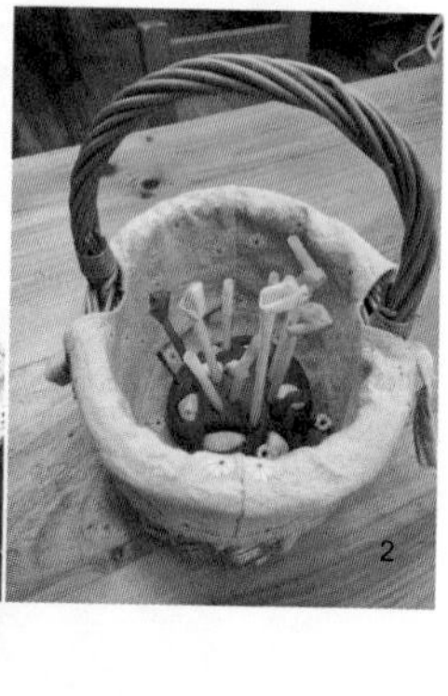

2

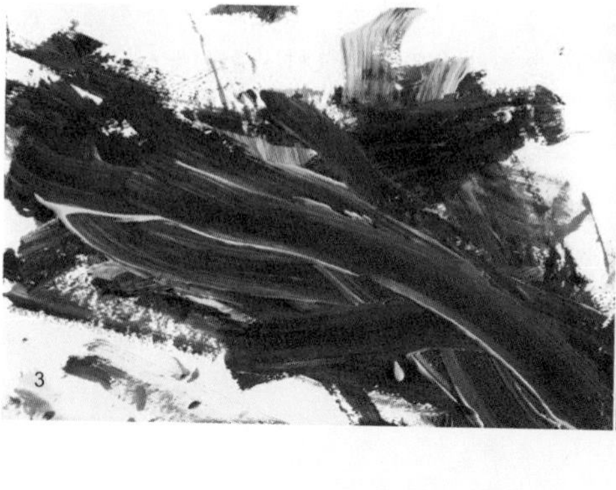

3

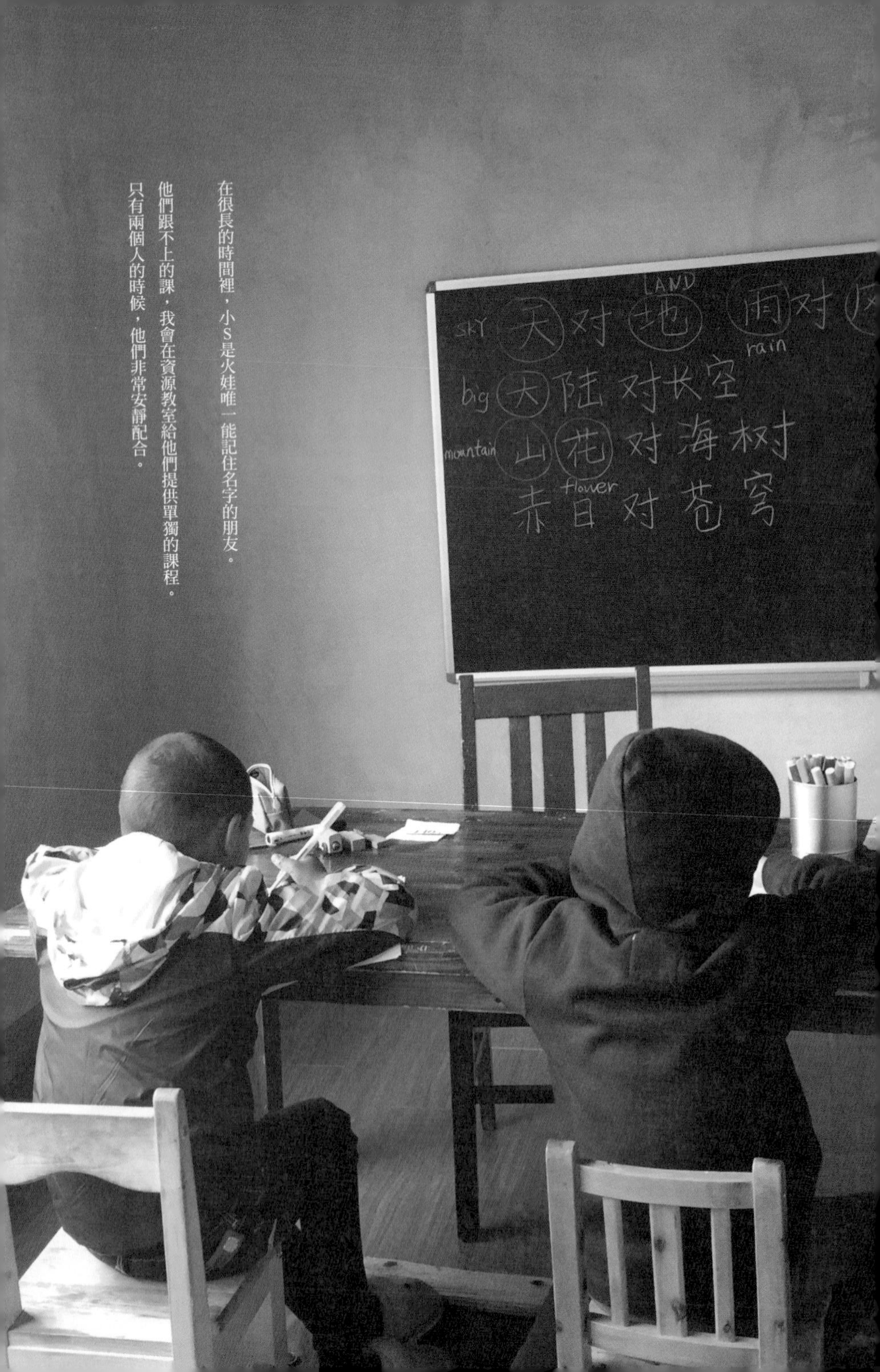
LAND
SKY 天对地 雨对
rain
big 大陆对长空
mountain 山花对海树
flower
赤日对苍穹

在很長的時間裡，小S是火娃唯一能記住名字的朋友。

他們跟不上的課，我會在資源教室給他們提供單獨的課程。

只有兩個人的時候，他們非常安靜配合。

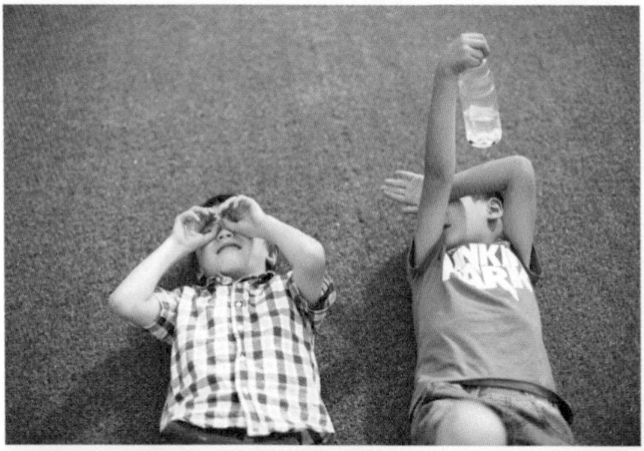

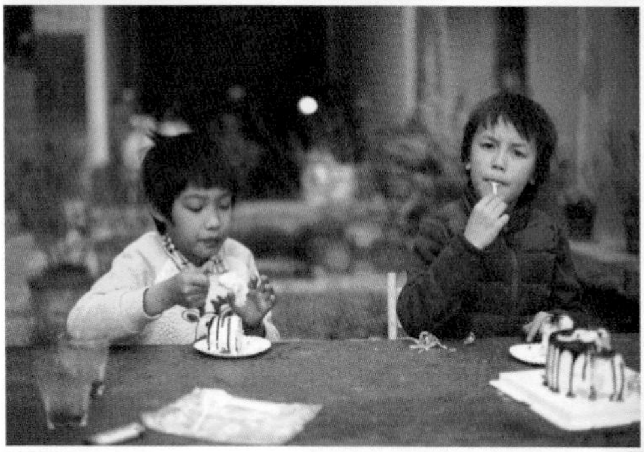

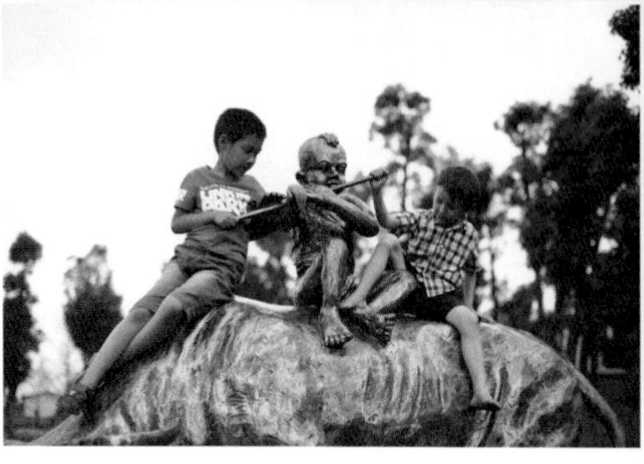

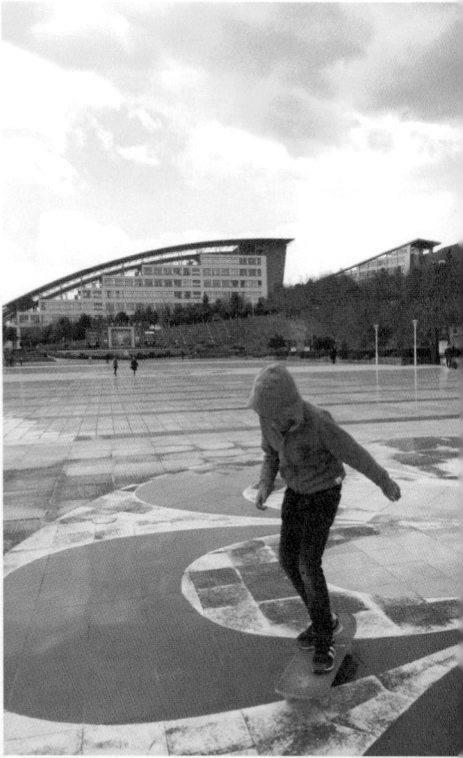

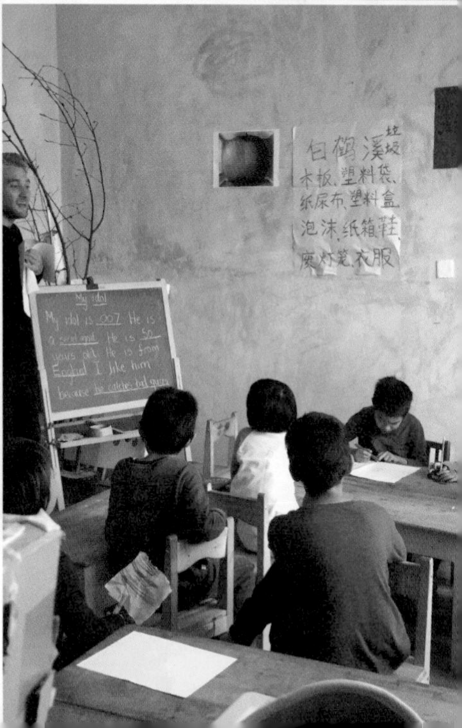
白鹤溪 垃圾
木板、塑料袋、
纸尿布、塑料盒
泡沫、纸箱鞋、
废灯笼、衣服
My idol
My idol is 007 He is
years old He is from
England I like him

大理家中的天台，讓總想往外跑的火娃變成了宅男。他在這裡看雲、玩水、奔跑，純野生地學會了溜冰和滑板。

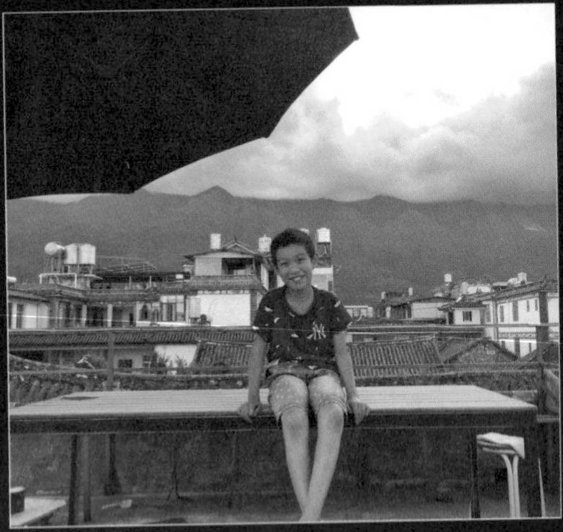

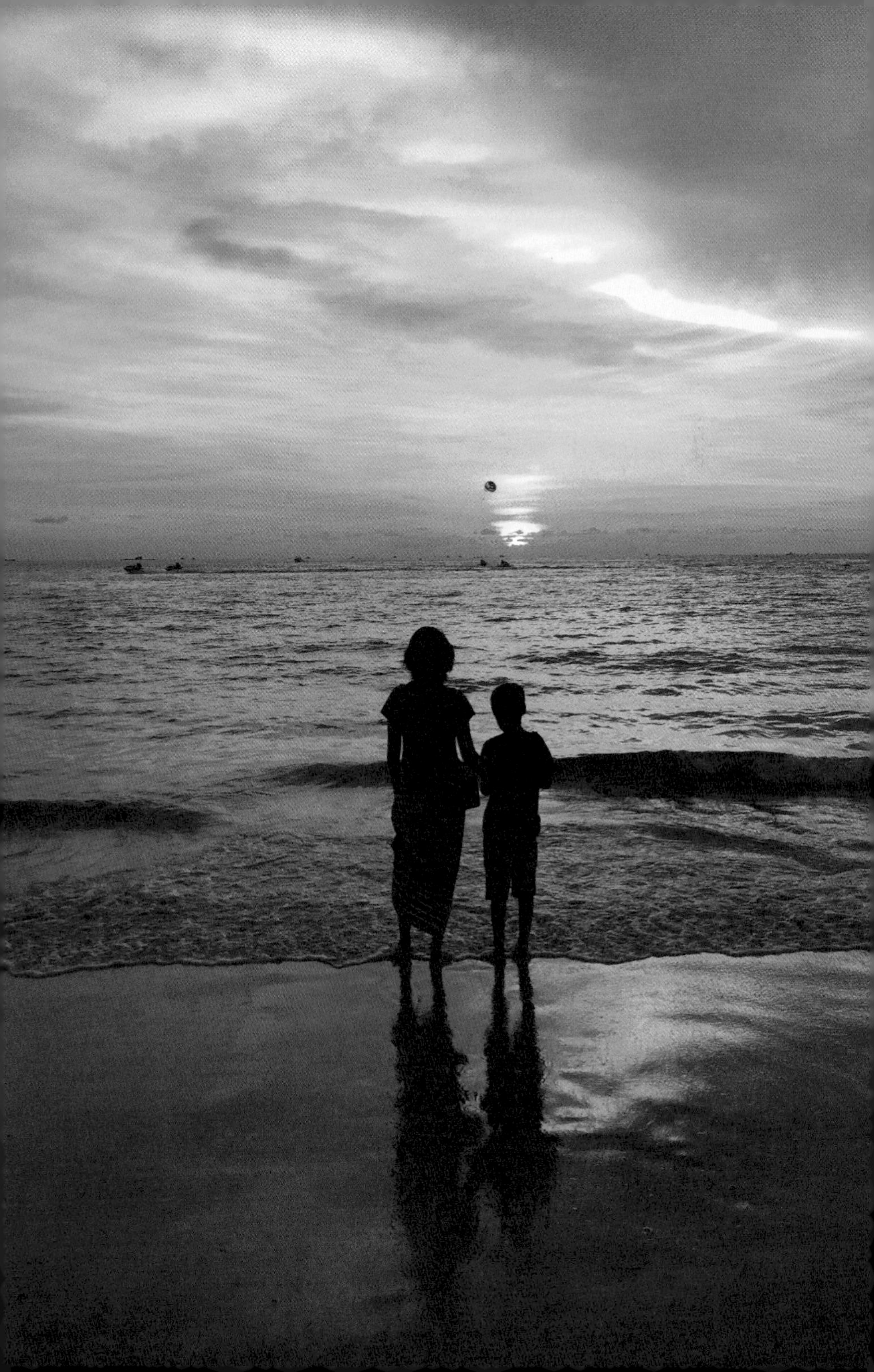

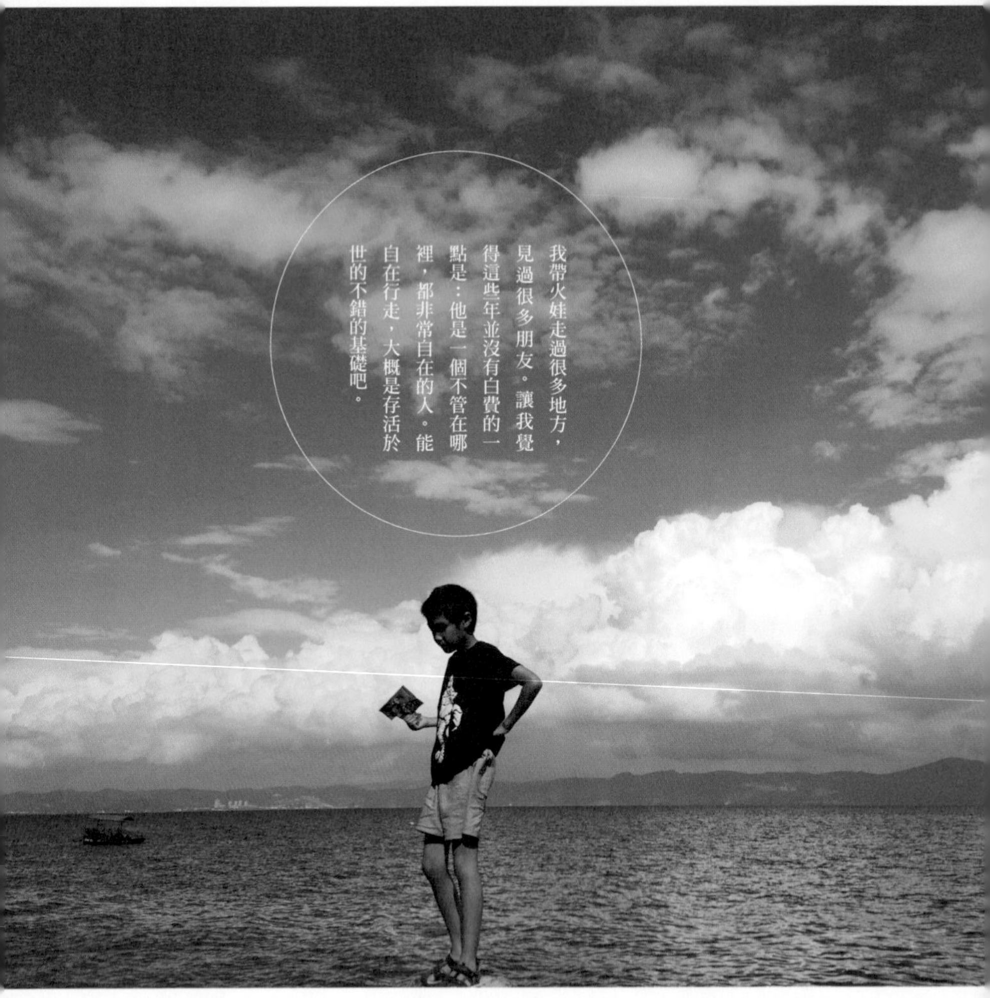
我帶火娃走過很多地方，見過很多朋友。讓我覺得這些年並沒有白費的一點是：他是一個不管在哪裡，都非常自在的人。能自在行走，大概是存活於世的不錯的基礎吧。

你要好好活著，

你的腳一定要踩到地上，

你要避開泥濘，要不垮塌、不陷落。

但你不能只是好好活著，

你不能只顧著趕路、只顧著避開泥濘，

你要隨時抬頭，刻意地、用力地去踮起你的腳尖，

你的鼻子要聞得到遠處的花香，

你的眼睛要看向更遠的遠方。

第一章

我和自己——不管在哪裡，都是和自己活在一起

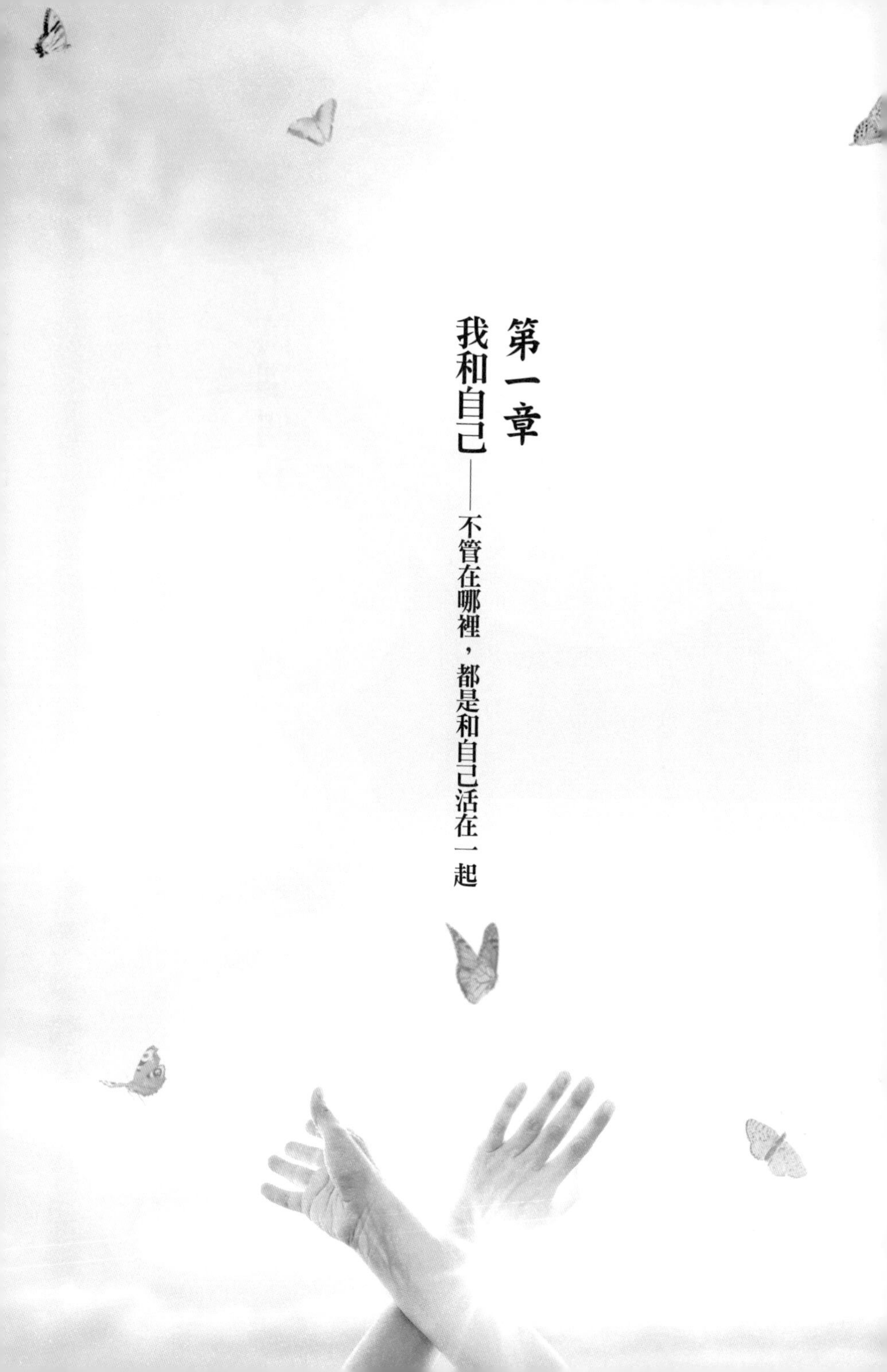

千萬別叫我勵志媽媽

千萬別叫我勵志媽媽，我是真的受不起。

有哪個媽媽是天生勵志的呢？沒有。但是天塌下來了，你能怎麼辦？只能乾脆躺平，當被子蓋了。然後蓋著蓋著，你會覺得：咦，這個姿勢也還好，並沒有那麼難受……

經常有媽媽問我：「你到底是怎麼想通的？」「你有沒有長夜痛哭想著『為什麼是我』的時候？」當然有。

火娃是退行性的，他在一歲左右時是一個無比聰明的存在。你們必須耐著性子看看他小時候多麼棒，這樣你們才能稍微瞭解一點兒，當他被確診為自閉症譜系障礙，快速變成另一個小孩時，我的心情大概……也許……可能……是怎樣的。

十個月時他就會叫爸爸媽媽了。一歲兩個月時，他爸爸閒來無事逗他：「長大了你想做什麼啊？做農民還是做工人？」

他一個都沒選，想了想，說：「做一個冬瓜。」

他爸爸呆住了：「為什麼……做冬瓜有什麼好的？」

他說：「冬瓜好吃！」

翻看我在通訊ＡＰＰ「ＱＱ」的內容，可以看到很多這樣的神回覆。

一歲三個月時，我提著他的襪子問他：「襪子是誰的啊？」

他看了看自己光光的腳：「是腳腳的。」嗯，沒毛病。

一歲十個月時，他小姨問他：「火娃，你在幹麼？」

他一邊打滾一邊回答：「我在發瘋！」

我問：「火娃，你和媽媽誰白？」

他沒有任何猶豫：「火娃白些！火娃是白雪公主！」

他爸爸說：「火娃，叫我！」

他冷靜地喊：「我！」

記得大概一歲多一點兒的時候，他已經會坐在露台上看著天上的雲來自己造句了：「天上的雲，一會兒像個烏龜，一會兒像個兔子，一會兒像個車……」實在想不出來像什麼時，說：「一會兒像個火娃。」他一歲多就每天坐在桌子邊看兩個小時的書，記憶力驚人到幾大本都可以背下來。可以這麼說，他一歲多時的語言能力，是我現在無比希望他能達到的語言能力。因為現在即便他可以說更多的話了，但只是他接受的大量練習告訴他「你最好這樣問」、「你最好這樣回答」，於是他就這樣問和回答了——自閉症孩子要麼說火星語，要麼說話一板一眼像書面語——那些句子也許語法是正確的，但是再也不是那些彷彿來自天上的語言了。

接著，可怕的兩歲來了。他完全不跟同齡人玩耍，也無法跟隨除了家人之外的任何成人，語言能力的進一步發展也幾乎停滯了。我百度了一下症狀，發現他有可能是自閉症譜系障礙。那時，我和他爸爸還沒有離婚，等到他下班回來，我將他帶到電腦前給他看那些症狀，他還沒看完，我已經開始嚎啕大哭。那時我真的覺得天塌下來了。我三十歲，人生中第一次做媽媽：餵奶、換尿布、洗澡、擦屁股，長久地看一個小娃娃睡著的樣子……全都是第一次，我享受這些有時候讓人疲乏的喜悅。可才短短兩年，彷彿那些曾經照耀我走過無數個第一次的星辰都已經墜毀，新的一個第一次就給了我這樣一個全世界的醫生都無解的難題，我真的被嚇壞了。

後來，我們帶他去了兒童醫院的心理科和另一所據稱更專業、擁有腦病研究所的大醫院，他正式被診斷為「自閉症譜系障礙」。也就是說，他沒有滿足所有自閉症的條件，但是他有其中的一部分症狀，是一個「譜系」的。驚雷已過，大雨已歇，真正的診斷到來時，一切反而變得像死水一般平靜。

第二次也是最後一次去醫院診斷結束後返程的路上，大概有五十分鐘車程吧。他爸爸開著車，我坐在後座上陪著火娃，他自在天真地玩著他的小車。我看著窗外，這是重慶一個慣常的陰天。其實這座城市沒有任何改變，但看在我眼裡就像被龍捲風席捲過一樣，滿目瘡痍，全是灰，全是灰，全是灰……

沒有人哭，也沒有一個人說話。有數據顯示，每六十八個孩子中就有一個自閉症。如果它總要降臨到誰的頭上，那麼希望我們能在一個晴天知道這個消息，不要陰天，不要下雨，不要太熱，不要太冷，要是一個朝氣蓬勃的晴天，一個空氣清新的晴天，一個有微風拂過的晴天……希望是這樣。

快到家時，還是火娃打破了沉默。他看著遠處的M標誌，說：「我想吃麥當勞。」我說：「好。我們去買冰冰的可樂喝吧！」

之後的日子看起來沒有什麼改變，我給他換了一所更貴的私立幼兒園，有可以單獨看顧他的老師，也有感統訓練的個訓課程。那裡的孩子幾乎都生活在很富裕的家庭裡，他們的父母有些是菁英階層，還有不少是家裡富過幾代的。不管大人還是孩子都非常有教養，至少沒有任何一個人當著我的面向火娃投去任何異樣的眼光，也沒有任何「關切的詢問」——不懂得或者不願意去壓制自己那些明知對對方不會有任何幫助的詢問，本身就是一種缺乏邊界的窺探欲的失控。

老師傳來的照片裡他總是笑著，和不同的孩子擁抱。他每天開開心心地上學，蹦蹦跳跳地放學。我接他的時候可以看到很多家長開來的豪車。把車停在馬路對面，觀賞學校門口各種炫酷的車型變成了我們的一個保留節目：「火娃，你看，那個車放行李的地方居然在前面！蓋子揭開了！他爸爸把他的書包放進去了!!!」他目不轉睛地舉起雙手趴在車窗上，整張臉被玻璃壓得平平的，激動地大叫：「跑車！跑車！跑車！」

我也變得對他很放縱，要什麼都給他買，做什麼都可以。現在想來也許錯過了很多家庭練習的時機，這使他愈來愈沒有邊界感。但我那時候一直在想：你這輩子還能有多少快樂呢？我把你帶到這個世界上來，卻讓你受苦，也互相折磨。我們都太慘了，活下去本身已經需要費盡心機了，還想幹麼呢？還能幹麼呢？

在很多時刻，我的心裡還會浮現出或輕微或強烈的恨意：他為什麼要折磨我？我為什麼要生下他？

我想大概是在這種潛意識的引導下，我做出了目前人生中一個最錯誤的決定——送他去寄宿。很客觀地講，這是當時我們看了十幾所學校後，能做出的最好的決定。有的學校說他的症狀太輕了：「你得讓他上普通小學，放在我們這裡只會變得更糟。」可是對於普通小學來說，他的症狀又太重了。

有的明顯只是一個託管機構——髒亂差的地板，到處都透著一股腐敗的氣息。有一個機構我們去的時候正值週日，是寄宿的孩子們回學校的日子，家長們的臉上都是愁苦，孩子們則小小年紀就透著一股任人宰割的麻木之感。我在那裡待了一個小時，一直對自己說不要輕易下判斷，千萬不要……可我度秒如年，那樣的地方太讓人悲傷了，如此無望，像被整個世界遺棄的孤島。

我們把他送去寄宿了。創辦人是一所大學特教專業的教授，我覺得它應該是專業的。後來我也和曾經教過他的老師們成為朋友，他們喜愛他，我是感受得到的。可是專業又如何？他變成了一個恐懼上學的孩子，而我變成了一個終日煎熬的媽媽。我努力地工作，逼迫自己去進行內心其實很厭倦的社交。我把白天和黑夜的時間盡量填滿。可是，當結束一個飯局，和大家說了「再見」，一個人坐在車裡的時候，沒有任何預兆，我就會捂住臉不可遏制地大哭。

想到在同一個城市的某個小房間裡，他可能正默默地躺在小床上，盯著看不清的天花板，不知道這一天一天的，什麼時候才會過完。以他的年齡、他的智識，他怎麼想都不可能想明白，為什麼自己會被媽媽突然拋棄。

他和我一樣心如刀絞，只是他無能為力，他甚至打不開那扇緊閉的大門。當有一個早上，他知道要去上學時，小小的手緊緊把住門框不願意隨我出門。他圓睜著帶著恐懼的眼睛看著我，大顆大顆的眼淚從裡面滾落出來……我知道在我瀕臨崩潰的時候，他也早就快不行了。

在送他去寄宿之前，我和他爸爸就已經離婚了。離婚的其中一個好處就是，你做任何決定都會變得比較容易。我當天就問了在大理開客棧的朋友：能不能帶孩子來你們這兒住一段時間？然後，就有了突然舉家搬遷到大理這一炮大煙花的震撼。但也正是歷經了這半年多的寄宿時間，我的恨意漸漸消失不見了。**我正式接受了我的命運和他的命**

運，此生我們將互相擔待、互相成全，直到死去，還繼續、永遠活在對方的心裡。

在很長一段時間裡，我都受困於自己怎麼能有過這樣的念頭，以至於羞愧難當。後來偶然看到一篇英國心理學家溫尼考特（Donald W. Winnicott）的文章，講的正是母親恨嬰兒的理由，我才知道原來這是正常的：即便生下一個很普通的孩子，也會在某個瞬間突然體驗到這種恨，比如老公夜晚呼呼大睡而自己醒著給孩子換拉滿了屎的尿布還被彈了一臉的時候；比如換上了新裙子要和久未謀面的朋友吃飯，結果孩子不僅號哭著不讓你走，最後還哇地一口全吐在你身上的時候；比如你洗完澡看著鏡子裡自己下垂的乳房和再也回不去原狀的腰的時候；比如兩個人的談話再也沒有濃情密意，漸漸變成無性婚姻的時候；比如老闆說你自從當了媽就不認真工作，而家人也在指責你居然還要去上那幾千元工資的班不管孩子的時候……原來我不是個變態，原來恨意是需要承認它、面對它和穿越它的，我不能輕易去將它掩蓋，掩蓋就像肥沃的黑土，只會讓恨的芽生長得更茂盛。

所以，**並沒有什麼「想通」、「醍醐灌頂」的時刻，總是會掙扎的，也總會有前進一步，退後三步的時候。**千萬不要因為我曾經展示出來的特別愛孩子的朋友圈而感到自責，我只是將這些複雜的時刻放進心裡，看著它們一直向上生長，等著它們慢慢過去，以此自我治癒。

就如里爾克所說：「有什麼勝利可言？挺住意味著一切。」那些複雜的心情總是會來的，但也總是會過去的。畢竟他是這個世界上，第一個教我懂得何為親情之愛的人啊。

任何不一樣的生活，只是一個不一樣的日常

有一天，我去朋友家玩兒，她談到老家的舊友來大理旅行。舊友帶著一臉的同情對她說：「你真的好辛苦啊。」

她說：「我比你年輕，比你長得美，日子過得比你爽。你在小城裡辛苦一個月拿三千元，來次大理就算是見的最大一個世面了。有個老公天天把你呼來喝去你就覺得自己有資本來同情單親媽媽了，你過的啥日子自己心裡沒個數嗎？」

我們笑成了一團，太懂這個點了。就像在網上看到的一個據說真實的事，版主覺得修空調的師傅大汗淋漓太辛苦了，給他二十元錢讓他買飲料，結果人家師傅說：「不用了，你留著吧。我月薪一萬五千元，比你們賺得多。」

不過生了一個小孩

有一天，有個只在一個活動上見過一次，我已經不記得長啥樣子的男人突然在微信上找我聊天，開頭是問我在大理的生活情況，當問到孩子的爸爸的時候，我很坦然地告訴他我們離婚幾年了。他居然問我：「那你真的好辛苦啊，你恨他爸爸嗎？」

我無言以對。

是不是在很多人的眼裡，女人帶著孩子離婚，不會有諸如「理念不合」、「感情沒有了」等簡單的理由，必須是老公出軌，或者老公天天把她打得死去活來？是不是認為女人即便碰上了這些事，也是不能自己主動選擇的，而必須等著老公來把自己一腳踢開然後就一直活在恨裡？他說自己跟老婆感情也有很多問題。我就無語了，這種非常大男子主義的男人能跟老婆感情好那才真的是見鬼了。

自從有了個得自閉症的孩子，我得到的同情就更多了，已經到了無中生有的地步。有一天，我帶著火娃去和一群朋友聚餐，因為最初上來的都是大魚大肉，這個「不吃一切值錢東西」的小朋友頓時滿臉不高興，他看了一眼餐桌，小聲歎了一口氣，直接對我說：「媽媽，我想回家，可以嗎？」

我只能趕緊安慰他：「等一下素菜就來了。」最後還好，廚師做了炒白菜、秋葵、毛豆……我覺得這個事太搞笑了，於是把它發在了朋友圈，結果底下有人居然說：「你真挺辛苦的，抱抱你。」

什麼？你伸出了友誼的雙臂，但是我實在不想抱上去啊，怎麼辦？

我在大理的朋友們都知道火娃是啥情況，**關鍵是他們並不覺得這孩子這樣活著有啥不對啊。他們把他當成一個普通而獨特的孩子去看、去要求、去忽略（一定要忽略，因為所有的目光都聚焦在孩子身上本身就是一種監控和審視），但是他們會默默地更關心他。**比如，他夾不到的菜，還沒等我反應過來時，必然就有朋友幫他夾了，「盤子拿起來，接著。」我到哪兒聚會都可以帶著他，而且他很聽話。只要我的朋友在，他就可以自在地玩兒他的、吃他的，我也自在地和朋友聊天，只要在他需要幫助的時候提供幫助即可。就這麼簡單。到底哪裡很辛苦值得抱抱啊，我的天……

當一個人鐵了心要同情你時，你真的無處可逃，真的。你和朋友聚會，你很開心地抽菸、喝酒、閒聊天，會有人同情你：「你看這個女人多苦，都需要用抽菸、喝酒來麻痺自己排解苦悶了。」你帶著孩子去旅行，會有人同情你：「你看這個女人多苦，帶著個自閉症的孩子出門不知道多難呢！她也是沒辦法……」

當一個人對另一個人的生活設身處地，並順利地產生了「如果我是她」的恐懼之後，他們就沒法做到不同情那個假想當中的自己了。如果我說我和朋友在一起時，多半都是聊最近看的電影、書，分享心事、扯八卦、互虧、講笑話，自閉症並不是我們永恆不變的主題，估計很多人都是不會相信的吧？如果我說孩子沒有那麼難帶，火娃很聽話，情緒很穩定，與家人、朋友的溝通無障礙，除了確實傻一點兒……我沒覺得他有什麼不得了的問題，很多人也是不會相信的吧？如果我說我早就接受了他沒辦法光宗耀祖的現實，我沒覺得這輩子有什麼很大的缺憾，我覺得帶自閉症的孩子可以不用學奧數（國際奧林匹克數學競賽）、不用高考、可以在淡季出去玩非常省錢，這些好處特別多，也是不會有人相信的吧？

因為**很多人不相信「如果我的孩子有自閉症」，她自己還可以做為一個「人」，而不只是做為一個「自閉症孩子的媽媽」活著**，所以難以想像帶著一個「不一樣」的孩子生活，到底是一種什麼樣的生活。那麼，帶著一個「不一樣」的孩子生活，到底是一種什麼樣的生活？我的回答是：「任何不一樣的生活，只是一個不一樣的日常。」

我的高中同學Kun生活在加拿大。她曾經告訴我，在加拿大，像唐氏症篩檢之類的產前檢查都不是必要的，是父母可以自己勾選的，因為整個社會有一個普遍的認識：即便是不一樣的孩子，你也不能說那就是不值得一過的人生。她還跟我分享過一個腦癱兒童的爸爸寫的書，那個爸爸大概表達的意思是：其實你想通了，照顧一個不一樣的孩子只是你的日常生活不一樣了。就和高血壓、糖尿病患者需要日常服藥或者改變飲食一樣，這就是你新的日常，生活還是在繼續。而且，這個新的日常是一天一天、一年一年逐漸養成的，不是一下子塞給你一個八九歲的陌生的特殊孩子，告訴你你要接受他。

每個帶孩子的父母可能都有過這樣的經歷：一個兩歲孩子的媽媽抱起你七八歲的孩子，大叫一聲：「我的媽呀，這麼重你怎麼抱得動。」可是，你是從他們才六七斤的時候就開始訓練的，他們不是一下子就到四五十斤的，他們是一點兒一點兒長起來的，在這個過程中，你的肱二頭肌也悄無聲息地隨之長了起來。

帶一個自閉症孩子的信心和習慣，也是在這些年裡一點兒一點兒培養起來的。這個新的日常，儘管在剛剛去接受和養成的時候，會讓你覺得百般不適，就像電視裡的小和尚上山修行，先要在腿上綁沙袋挑水，每個初階和尚都會覺得「不行，不幹了」。可是過了那段最痛苦的時間之後，他們開始覺得自己和腿上的沙袋可以共同進退了，可以如好兄弟一般一起健步如飛了。當大家摘掉沙袋的時候，簡直要互相摁住才能不飛上天去。初階和尚就是這樣成為高階和尚的。

我和火娃的關係，就是這樣建立起來的。他的特殊，從前就是綁住我的沙袋。在頭幾年，我也是要死不活的，恨不得除之而後快！而現在，沙袋已經不見了，它已經變成力量長到了我的血脈裡。咦？原來我現在就是個高階和尚呀！

最關鍵的一點是，很多像我這樣的家長，並沒有嘗試過養育不特殊的孩子……你懂那種感覺嗎？就是你吃著魚翅說「你這粉絲湯不行」，但我根本沒有吃過魚翅啊，我完全不知道魚翅這高級貨到底好在哪裡，我覺得這粉絲湯味道還可以的……

還記得我上高中的時候，有一次家裡來了客人，我爸媽帶著濃濃的炫耀說：「誰知道讀了這麼多的書到時候能不能養活自己。」——那時我在重點高中，我還是我以前讀的那所初中有史以來唯一一個被保送進重點高中的女生。

結果人家開心地接話：「某某現在已經買了輛摩托車了！姑娘讀那麼多書幹什

麼?!」某某是客人的侄子，從小讀書就像看天書，永遠的倒數第一名，初中畢業就去學修車賺錢了。

我媽的臉一下就垮下來了。那個孩子放到現在，就叫「發育遲緩」吧。但是你看多好，那個年代沒有醫生給他貼上一個「你不正常」的標籤，他也就這樣傻乎乎地、跌跌撞撞地長大了，全家人都以他年紀輕輕就可以賺到錢買一輛摩托車為榮。**他們沒有因為「孩子不正常」而埋怨孩子，他們只是陪伴著他的成長軌跡，為他一點兒一點兒的進步鼓掌。**

我在大理的日常生活，除去要打包發貨經營微店、深夜寫稿，剩下的也就是把火娃當成小白鼠，將我學到的知識一點兒一點兒用到他身上，帶著他到處走走，同時為他一點兒一點兒的進步鼓掌。可能只有特殊家長，才知道孩子一點兒一點兒的進步，可以讓我們開心成什麼樣子。那是普通家長根本無法理解的、來自日常細節的喜悅。

比如，有一天，我帶著火娃去朋友家裡玩，朋友家裡那叫一個亂，到處都是東西。火娃從一個有一堆小物件兒的櫃子上拿了一個小車，走的時候他問：「我可以把這個小車帶回家嗎？」我說：「不行，你得把它放回原處，但是我們可以下次再來阿姨這裡玩這個小車。」

我已經做好了要給他反覆洗腦的準備。結果，人家居然乖乖地拿起那個車，戀戀不捨地把它放回了原處，走的時候還反覆摸了摸。這代表什麼呢？代表他的自控能力有了巨大的進步，而且他記得在一個陌生的、亂糟糟的屋子裡，這個玩具原本是放在哪裡！他對身邊的一切和他自己的動作，都更有意識了。我簡直開心得要飛起來了，當然朋友不能理解這一點，因為這對普通的孩子來說太正常了，她只覺得這個孩子好乖。是的是的，我們家火娃真的很乖呢，太愛他了！

還有一次，我和朋友們帶著火娃去西雙版納旅行。早上我們開車去找吃早點的地方，最終找到了一個看起來是本地人吃早點的攤位。叫火娃下來吃飯的時候，他坐著不動，問了一句：「好不好吃？」

朋友說：「我也不知道啊，一起下來試試唄！」火娃就下來了。

扭過頭來，這位朋友奇怪地發現我已經笑成一朵花，只差跺腳了。主動發問啊，我的天！而且還不是他已經學會的「我可不可以」和「可以嗎」句式，是一個全新的日常問句！我根本沒教過他！而且朋友就那樣自然地讓他一起下來試試，就像跟普通人說話那樣。火娃也聽懂了，估計覺得：嗯，你說得很有道理的樣子，那咱們試試再說。這就是我為啥特別喜歡帶著火娃和那些原本沒有接觸過特殊孩子的朋友一起玩。**特殊孩子的家長，包括我，已經習慣了每句話都是「干預」，也習慣了每句話都往他們能懂的方向去措詞，漸漸地，我們已經不大會說「人話」了。**必須有普通人來隨時給孩子演示，到底怎樣說話才是正常的人際交往，也要順便對我們這群不會講「人話」的家長進行「干預」才行。

心。

像這樣令人欣喜的小細節，太多太多了。我不知道還需要怎樣的事，才會令我更開心。

我以前的日常工作是做主編，做很多人口中的女神姊姊，不能說不開心，那是有非常強烈的成就感的。但我自己很清楚地知道，那也是一種逃避，我在用工作上的成就，來逃避我還沒有做好準備，也還沒有能力去面對的東西。怎麼說呢，就像在一個破爛的井蓋上跳舞，我舞姿優美，收穫了很多掌聲，但只有我自己知道，我一直被深深的井水困擾著——我懼怕它，我不知道什麼時候井蓋就會裂開，然後我就會沒有任何抵抗之力地墮入萬劫不復的深淵。而現在，我坦然面對曾經隱藏在井蓋之下的東西。我曾經以為它是猛獸，但其實並不是，即便它真的是猛獸，那我變成馴獸師就好了。

在這個時候，我才終於知道，當日常生活是和諧、合一的，日常裡沒有兩極，沒有白天的光彩奪目和閉上眼後的黑暗恐懼，沒有隱藏，沒有對抗時，是一種什麼樣的感覺。那是一種「我等待隨便哪種未來」的隨意，它甚至已經不是勇氣；**那不是我接納了孩子，是我先一步接納了我自己。**

【編輯說明】高考即大學聯考。

一切為了孩子？不，大人的需求才是應該首先被滿足的

二〇一六年五月的那天，當死活不願意去上學的火娃，小手緊緊把住大門，死死盯著我，大顆大顆的淚珠往外滾的場景把我震得五內俱焚的時候，我給在大理開客棧的好友打了個電話，問：「你們家有可以長租的房間嗎？」我說，我想帶火娃去住一陣子。

朋友知道火娃的情況，也瞭解我是一個什麼樣的人。我想，他一定是從我不同尋常的鄭重語調裡聽出了什麼，所以，他什麼都沒有多問，只說：「住在客棧裡人來人往的，對火娃不一定好。我們有一套租的房子，可以借給你們先住著。房子很大，你可以把你爸媽也帶來，住多久都可以。」臨上飛機前我才知道，那套所謂「租的房子」，原本是沒有的。是他接了我的電話後，在村子裡臨時幫我們跑了很多天，才租到的一棟房

子。他不想增加我的心理負擔，所以在我們要啟程時才告訴我。我和爸媽都感激不盡。事後問他，他說了一句話：「你們得住得舒服，**你們得把你們自己先照顧好。**」

那確實是一套非常舒服的房子。就在蒼山腳下，院子大到除了有兩小塊地，還能停得下四輛車。門口是一大片藍莓園，坐在家門口左邊可以看到高聳入雲的蒼山，右邊可以直接看到洱海，時不時有小松鼠從眼前跑過。背後則是一條清澈的溪，是蒼山十八溪中的一條，火娃的整個夏天幾乎都耗在裡面了。因為溪水太涼，上午不讓他下水，所以每天吃過午飯後，小傢伙就迫不及待地換上泳衣，提上小水桶，催著我出發。

溪水裡的小石頭，他都能玩上幾個小時，一直說這塊是烏龜，這塊是小魚，那塊是螃蟹……我就是在那條小溪裡發現原來這孩子的平衡能力和視覺的瞬間判斷力可以這麼好，因為在鋪滿石頭的溪裡，他居然是嗒嗒嗒跑過去的，還可以保證每次下腳，都能踩到比較大和平整的那一塊。即便有時候踩到會偏的石頭，也從來不會摔倒，一瞬間就能跳到下一塊把握住平衡。這讓一脫下鞋子就跌跌撞撞的我佩服得五體投地。

傍晚的時候，我們會穿越整個村子散步。白族的村子真的是乾淨又美麗，火娃對這裡的一切都充滿好奇，悄悄站在老奶奶的家門口看她養的雞，在村裡的籃球場邊看大哥哥們打籃球，繞著圈圈奔跑。有一次，一個老單身漢模樣的人在溪水裡洗床單，居然是左手夾著菸，右手拎著床單的一角，動都不動靠溪水的沖刷來洗的，那是姜太公釣魚的洗法啊！火娃明顯被鎮住了。他趴在溪邊，一會兒看看那個床單，一會兒看看那個小老頭，表情非常疑惑，直到把小老頭看得不好意思地笑起來。

我家附近的小賣部，是村主任的太太開的，因為這個村子外地人不多，於是我們就得到了很多額外的照顧。比如，別的人不能把快遞放在小賣部，但是我們家就可以；比如，他們非要給我家送自己種的蔬菜。拿了一包，那可不行，得拿三包，不裝滿不准走；比如，聽說我們想買雞，村主任大人就派人幫我們問誰家的雞是願意拿來賣錢的，找到的那家，當然看在村主任大人的面子上，比菜市場的肉雞都賣得便宜；比如，我們去借鋤頭想挖地種菜，村主任的太太不僅借了，而且將這個消息告訴了村支書（村黨支部書記）的太太，於是村支書的太太就背著她的小孫子，給我們送來了種子，不僅如此，還非得親自給我們撒上，我們感激得只差當場跪下；再比如，每次路過，村主任的太太都要熱情地問火娃：「要不要吃糖？」「要不要吃巧克力？」我們在一邊忙不迭地感謝加拒絕，火娃已經一邊開心地回答「要！」一邊跟人家進去拿了……裝滿兩只小兜兜，蹦蹦跳跳地去散步，那叫一個得意揚揚。

這個傻孩子，你不知道你仰仗了多少來自陌生人的善意。一切看起來都很好。可是，這個村子有幾個致命缺陷。

第一，它沒有廣場舞。廣場舞是我媽的一條命，一天不跳那真是渾身無力。

第二，它沒有大超市，想逛大超市必須開車去古城。大超市是我媽的另一條命。

第三，它的快遞只有郵政和順豐速運能到，其他的全部得去鎮上拿。我爸大熱天騎車去了好幾次，已經要崩潰了。

第四，一到天黑，它太安靜了，安靜得讓人害怕。

其實，我和火娃是覺得很舒服的。但是當有一天我聽到我媽跟我姨媽打電話，說：「唉，一切都是為了孩子嘛。」我覺得我必須得做一些改變了。因為我很不喜歡家裡有人有「犧牲」的感覺，我太知道「付出感」會對整個家庭的氣場產生多大的影響了。如果爸媽覺得在為我和火娃犧牲自己的老年樂趣，我會覺得愧疚，這種愧疚會在生活的很多細微之處蠶食這個家庭的快樂。比如，每當他們說要去市場買菜時，我就會特別擔心，萬一小市場沒有買到他們想要吃的菜呢？如果家裡的某種調味料剛好沒了，我又要擔心，要是小賣部剛好沒有這種調味料呢？在孩子已經睡了，而家裡的Wi-Fi又剛好不給力的時候，我的愧疚感又唰唰唰地起來了，完了，這下他們得睜著眼睛等著瞌睡到來了，怎麼辦，怎麼辦，怎麼辦？我好對不起他們！如果哪天晚上我們開車去古城玩，他們會在燈火通明的街上開心地溜達，然而當我們開車往回走，就要告別這個繁華的世界，開向靜悄悄的村子時，我似乎都能聞得到後座上傳來的遺憾的氣息。

是的，我就是這麼敏感，我應該是一個長大了的、隱藏得很好的特殊兒童。而愧疚一旦積攢得更多，一定會轉變為抱怨。在我覺得最愧疚的時候，我甚至開始對爸媽產生怨恨：在我最困難的時候，你們為什麼還要讓我生活在愧疚之中？我有孩子要帶，還要賺錢，你們就不能自己找點兒樂子嗎?!在這樣的狀態下，我真的沒有辦法全心全意去和火娃過快樂的日子。我會忍不住對自己發出疑問：「我這樣做真的是對的嗎？」

我相信孩子具有敏銳的知覺，他們都是感受得到的。而且，當我把太多的精力消耗在擔憂、歉疚和懷疑上時，我的身體也提出了抗議。那段時間，我最明顯的症狀就是喘，上個二樓都喘。每天晚上不到九點就只想睡覺，第二天早上也根本爬不起來。我覺得真的好累好累好累啊……

對比來看，現在我白天帶火娃去上課，下課後回家處理訂單、打包，晚上還要寫稿子，工作強度和當時相比多了五倍不止，但是我覺得精力是滿滿的，我很少有特別疲憊的感覺。因為我知道我要做什麼，我的每一件事應該怎麼去做，應該分別分配多少精力——**我很確定我在做的每一件事。**

所以疲憊首先是來自心的。那種對什麼都不確定的心累的感覺，會讓一個人漸漸流失生命力。而一個正在流失生命力的人，如何能撐得起另一個小生命？

於是我就開始了到處找房子的生活。這次我首先圈定了地理範圍：必須在大理古城周邊，步行能夠在十五分鐘內走到古城。關於房屋的構造，我考慮了一下我要在大理如何謀生，除了做微店和繼續寫稿，可能做Airbnb那樣的小民宿是一個不錯的選擇。以我的精力，我只想有兩個帶獨衛的房間用來對外，加上自家人的臥室和工作室，最合適的臥室數量是六間。還有一個必要條件：必須和房主獨立，絕對不能和房主共用院子，一個門進出。火娃是個還沒有建立起界限感的小孩子，而且小孩子本身就調皮又好奇，我不想把太多的精力消耗在和別人說抱歉上面。其他諸如要有大院子、要美麗、房子要新，等等，我覺得只是錦上添花的東西，有當然更好，沒有也無所謂了。

這樣一來，朋友們幫我尋找的房源一下子就可以清晰地進行篩選了。很快我就確定了在大理的第二個家，一切必要的條件都滿足，它剛好有六間臥室，步行十分鐘即可走到古城，雖然房主就住在同一棟樓的一樓，但是我們是單獨有一個大門進出的。

簡直是完美，有沒有覺得？

當然，它最初看起來其實是很糟糕的：整個房間就像一個垃圾場，是至少三年沒有認真打掃過的樣子。牆壁上到處都是孔——沒關係，清理就行；除了三張桌子和破爛的木沙發，幾乎沒有任何一件可以直接用的家具——沒關係，買吧；四個衛生間裡，所有的水箱和龍頭都是壞的——沒關係，換就好了；從二樓去往天台的台階是沒有扶手的，天台的圍欄只到火娃的大腿，非常危險——這個有點棘手，不過還是沒關係，安個扶手，加高圍欄吧；最讓我忐忑的其實是最後一件糟糕的事：轉手給我的二房東和真正的房主關係鬧得很僵，在二房東的嘴裡，房主一家都是蠻不講理的「可怕的當地人」，他甚至警告我，不要把車停在這個村子裡——「本地人仇視外地人，你的車肯定會被當地人劃的。」

我好好想了想，最後覺得，人和人的相處，絕對是相互的，像我這麼知書達禮、親切善良的美人，應該會得到房主和鄰居們的喜愛吧？然後我就開始了長達半個月的大清理。還是要感謝我在大理的這一幫壯勞力朋友，他們在兩天之內，幫我安頓好了所有從淘寶買來的東西，床、水箱、龍頭、抽油煙機、冰箱……他們還頂著烈日，花了整整兩天時間，幫我買來鐵管等，焊了二樓到天台的扶手，還把天台所有的圍欄全部加高，多餘的鐵管還給我焊了一把長椅。他們的臉都晒脫皮了。

那幾天，我的廚具還只有一個朋友援助的電磁爐和一口炒鍋、一個電飯鍋。我只能煮上一大鍋咖哩牛肉給他們吃。也許是太累太餓了，居然收穫了一片掌聲。

還有個小哥哥又花了兩天時間，幫我去選了牆漆，用膩子膏（彈性水泥）仔細地把牆壁上的洞填好。我們倆一起把整個房子刷得白白的。我就是那兩天學會了刷牆，等刷完了，筷子都要拿不穩了。

我沒有好好感謝過他們，但他們為我做的所有事，我都記在心裡，還默默地想著，這輩子有用得上我的地方，只要開口，我都要做到。

半個月後，我們搬進了這個從無到有的新家。我媽開始到處挑選可以跳廣場舞的地方，對比每個地方的優劣；他們開始歡天喜地地去各個菜市場和超市，對比蔬菜的價格；火娃則迷上了去天台奔跑，躺在桌上看雲；晚飯後散步再也不需要天黑前回家，我們走遍了燈火輝煌的古城，從東走到西，從南走到北……

我的心一下子就安定下來了。其實，每個去過之前朋友幫我租的房子的人，都會說以前的房子多好，現在的房子怎麼怎麼不好，又不雅致又小，村子離古城太近，又亂又吵鬧，還沒院子。我的好朋友J每次來都會開玩笑：「你們家唯一厲害的也就是這個大天台了。」

可是只有我知道在這兩個地方，家裡的氣場有多麼大的不一樣，一個確實很美，但是所有的成人都是壓抑的；一個確實看上去很普通，但是所有的成人都是安心的。家人都知道，從現在起，我們不再是漂泊的客人，我們真正開始在大理生活了。也是在這個房子裡住下來後，我和我爸媽才慢慢找到了在家庭內部帶領火娃的方式。他們很安心地配合我，如何讓他從接受一步指令，到接受兩步、三步指令；如何教他做家事，比如一起把打包好的快遞箱從二樓搬到一樓，比如在廚房裡剝豆子、切菜；還有語言練習，三個成人配合起來，就是最初級也最重要的「人際交往」了。

所以，每當有媽媽抓狂地問我到底怎麼才能好好「干預」孩子時，跟她們聊下來我都會發現，**每個抓狂的媽媽，背後都絕對不僅僅是孩子的問題。孩子只是一個放大鏡，將所有的工作壓力、夫妻不和、婆媳矛盾……全部放大而顯得尖銳起來，真正該首先被「干預」的一定是成人。**一旦成人抱有了「一切為了孩子」的念頭，就會在潛意識裡將當下遇到的所有糟糕事都歸因為「只因有你」。這其實是變相地將所有責任都推給孩子，而沒有想過，即便沒有這個孩子，以我們面對問題和解決問題的方式，我們就真的能將家庭和工作中遇到的所有困難輕鬆解決嗎？

孩子何其無辜，能擔此重責？所以承認吧，我們其實只是又自私又很擅長推卸責任的狡猾的成人。但既然如此，我們就接納吧！**先滿足自己的需求，再來談什麼叫付出。**

【編輯說明】白族是中國西南的少數民族，以雲南的白族人口最多，主要聚居在大理。

只有房間知道

二〇一七年初，我們在大理生活了七個月後，回到重慶過年。此行有兩項重要的工作，第一項是收拾更多的家當用物流運到大理，畢竟之前以為在大理不會住太久，所以我和我爸媽帶著火娃去大理的時候，只隨身帶了三個箱子；第二項工作就是收拾屋子，我們決定把重慶的房子租出去。所以在重慶的這個月，我有接近一半的時間都在收拾，準確地說是扔東西和修東西。

房間和人的關係，我是在回到重慶的家中，才有了醍醐灌頂式的「叮」一聲響。在離開之前，我在這裡住了將近十年，之前從來沒有覺得哪裡不對。事實證明，不管是人與人的關係，還是人與物、人與空間的關係，都需要隔開一定的距離，跳脫開去，你才能好好地審視和反省。再次相見，這個我離開了七個月的空間的每一處，都在告訴我，從前的我對生活是怎樣可怕地失去了覺知。家裡的一個洗手台盆已經壞掉接近三年了，甚至在盆底生出了委屈的綠斑；廚房的紗窗已經被油煙包裹成一團黑霧；儲藏室裡堆得滿滿當當的物件，翻開來看，很多居然是剛剛裝修時就留下的，將近十年的時間沒有用過，也沒有想過要丟棄，因為我根本就沒有意識到它們的存在；衣櫃裡的很多衣服，是我早就知道不會再穿的，我卻任由它們藏在角落裡；還有很多早就壞掉的東西隨意地放在某處——已經不能開機的舊式手機、按鍵都已經不齊的遙控器、線已經斷掉的耳機，甚至還有一台壞了三年的滾筒洗衣機，一直放在陽台上，上面覆蓋了七個月來積攢的灰塵和樹葉……

沒有覺知。一切都顯示我曾經如此沒有覺知。這個觸目驚心的發現讓我羞愧難當，同時生出一種極大的慶幸。慶幸現在的我已經走過那個沒有覺知的可怕階段。於是，我花了大量時間來整理那些舊物，除了乾淨且新的衣服由爸爸幫我拿去捐掉，剩下的加起來我想我丟掉了起碼一輛小卡車的東西。

我修理了台盆，它發出歡快的水聲；我買了新的吊燈，整個屋子都暖暖地亮起來，連我們家的兮兮貓都發現現在蹲在燈下的椅子上感覺有些不一樣，牠一直抬頭望；我用裁紙刀仔細地沿著邊緣把黑乎乎的紗窗割下來扔掉，然後整個廚房嘩地一下明亮起來；儲藏室則像個擺脫了七十斤贅肉的俊美男子，現在光明磊落、相貌堂堂地站在我面前。

我突然想起，很久以前一個朋友讓我去他家裡拿我借的一個東西，雖然那天陽光明媚，但是他說他不想下樓。當時，我只覺得去那裡不是個很好的體驗，但是現在我仔細回想了一下，我知道了我當初感受到的是什麼。那個房間有一種無形的抵抗力在把我向外推。客廳裡的一切都灰濛濛的，看起來和他這個人似乎沒有任何連繫。他在抽屜裡翻找給我的東西時，我看到那張亂糟糟的書桌上，一摞書的邊緣已經是黑色的——如果把那一摞書搬開，桌上會留下一個長方形的、由灰塵形成的黑框。

其實，我看過很多非常有才華的人的亂糟糟的書桌，還曾經看過一篇文章說的是馬克・祖克柏、賈伯斯，還有什麼大老們的書桌，都是亂七八糟的。但是那種亂，是桌子上每一個東西，他們都知道在哪裡，他們都會用到。而他的亂，是沒有覺知的亂，是一切都與我無關的那種忽視。回想起那時他的整個生命狀態，和多年來的我是一樣的。內心充滿無能為力的焦慮，然後用一種冷漠的平靜將它包裹起來，假裝看不見。

那大概就是一種房間知道，而我們自己選擇不知道的，逃避生活的狀態。這樣的覺知，除了離開一定距離之後再回頭看的「叮」，背後的根基當然來自我整理在大理的房子。這個過程，在之前的文章裡我已經講過了。

現在回過頭去想，那些打亂仗的日子，雖然身體真的很累很累，但是，那些知道自己每一刻都該幹什麼的日子，那些家裡的每樣東西都知道放在哪裡的日子，那些不添置任何非必需品的日子，那些關注每一個細節並能感受到每個細節的活潑及厚度的日子……真的，太過美妙，以至於此生難忘。所以，才有了一回到重慶，看見我住了將近十年的屋子，腦子裡那一聲響亮的「叮」。

當然，其實現在我在大理的家依舊很亂。哈哈哈，這是不是一個很好笑的反轉？但我很清醒地知道，這個亂，和當年的亂已經很不一樣了，當年的亂是沒有覺知的，而現在的亂是因為我真的沒有那麼多的時間和精力。我知道它不對在哪裡，我也在盡最大努力關照每一個細節。

謹以這篇文章，警醒自己：**要一直以一種保持覺知的狀態，真實地活在生活裡。**當我們沒有對生活中的一切保持敏感的敬意時，那活得一團糟大概也是我們必須承擔的後果——這種糟糕會一直提醒我們「一切都會好的」只是一句人間空話，生活絕對不會自然變好。今日沒有做到的，都會積攢起來，讓你必須在將來的某刻一一努力償還。

「活在當下」到底是什麼意思

我有一個朋友，工作特別忙，生活節奏也總是特別亂。她知道我也忙，可是，用她的話說：「有事兒的時候才發現，身邊沒有一個人是可以說的，只有你。」

很多人都這樣說，即便是素未謀面的陌生人。一方面可能他們覺得我實在太美麗又親切，不像是個聽著人家的痛處就會嘲笑的人——千萬不要因為你們實在需要傾訴就對我有不切實際的美化，我比這種人也好不了多少，我會聽了你們的痛處就把它寫到書裡去賣錢。另一方面，估計是覺得我已經太慘了……不僅聽了十幾年各種千奇百怪的故事，自個兒也是啥事兒都能遇到，還有什麼不得了的故事，在我這兒夠格一驚一乍，把我嚇倒呢？接下來就是她把我當樹洞的場景之一。

下午四點的時候，她會告訴我：「我今天忙得要死，現在才能出來吃一碗炒飯。」然後就開始吐槽她的拍檔到底多麼奇葩，什麼都不會卻裝得什麼都會，於是她要分很多時間去幫她的拍檔擦屁股，開會的時候拍檔還要恬不知恥地代表她們倆發言，這不就是搶功嗎？

我在百忙之中耐心地聽了十幾分鐘的語音。真的，能夠讓我一連聽十幾個每個超過五十秒的語音的，都是生死之交（某人，你要記得，逢年過節給我發紅包）。聽完了我問她：「你吃的啥炒飯？」

她想了一會兒，很不確定地說：「牛肉？反正很難吃，我覺得說是老鼠肉也不為過。」

「牛肉加啥炒的？飯是硬的還是軟的？裡頭加了什麼作料？配了湯沒？湯是用什麼熬的？」

她罵我：「你個神經病！身為朋友，這種時候要跟我一起吐槽那個人才對啊！」

可是親愛的，已經很多天了，你每天跟我吐槽「那個人」，我沒見你吃過一頓正經飯。你甚至因為和我吐槽到凌晨一點倒頭就睡，忘了你的洗衣機裡還有衣服，到第二天晚上才發現，它們已經全部委屈地自己烘乾了。是誰痛徹心腑地告訴我，唯一一件超過一千元錢的襯衣，就那樣被自己「不小心」丟進洗衣機一起洗了，還因為超過二十四小時沒晾，脫色又變形，再也沒辦法穿出門了？你已經被「那個人」控制得太多，你那麼那麼不開心，只是因為你已經很久都沒有「活在當下」了。

我覺得「活在當下」，不是一個需要你做很多心理準備才能很正式地去實施的一個目標。那麼多人說羡慕有的人可以「活在當下」，說得好像這是一件多難的事。可是，它沒有那麼龐大，沒有那麼難，它是存在於你生活的方方面面的。很簡單，**當你洗衣服時，心在手上；當你吃飯時，心在舌頭上；當你喝咖啡時，心在杯子裡；當你工作時，**

你一心一意地只在那件事情本身——這樣就可以了，這就是「活在當下」。每個人，不論貧窮與富貴，不論境遇如何，**踐行「活在當下」最好的時間，就是當下。**

而你的現狀是：洗衣服的時候，想著白天那個人給你氣受，明天還要接著受氣，所以你根本不知道你洗的是啥，一千多元的襯衣就這樣慘死在你手上；吃飯的時候，跟我吐槽如何給那個人擦屁股，所以連你剛剛刨進去的一大碗炒飯到底是用啥炒的、什麼味道都不記得；工作的時候，你一直想著這麼努力有什麼用，最後那個人都會來搶功。你的老闆為什麼一直沒有站在你這邊？不是他不懂，是身為一個老闆，真的不喜歡看到手下的人帶著這麼強烈的情緒去做事。連喝個咖啡你都在偷聽，當你在茶水間時，是不是總想聽聽那個人有沒有跟別人說你的壞話？你的手不就是這樣被燙傷的嗎？

你老說羨慕我的好心態，我告訴你，其實正是火娃教會了我什麼叫「活在當下」。如果那個時候你來大理看我們，沒有專注於抱怨自己的生活，如果你能夠好好地看看火娃是如何每做一件事情，都投入百分百的專注的，你就知道什麼叫「活在當下」了：即便剛剛受了委屈，眼淚還沒有擦乾，但拿起一根鐵絲，要用它來做一隻螃蟹的時候，他的整個世界立馬就只有那一根鐵絲了；玩積木的時候，他可以不吃不喝坐在地毯上整整兩小時，把它們拼成各種各樣的形狀，然後為自己鼓掌；幫我把茶針套上封套的時候，即便外婆問他等會兒要吃什麼水果，他都是聽不見的，他會仔細地檢查每一根茶針是否都套上了，一根都不能少；在天台上用一只水桶玩他的「水下王國」的時候，他會翻遍玩具箱，找出各種各樣的水生動物，然後一趟接一趟地用小盆子從二樓接水上去，這樣的遊戲可以持續一晚上；練習用筆的時候，他每一筆每一劃，都像用盡了全身的力氣，我感覺他的整個精神都集中在筆尖上……在做那些事情的時候，他不會記得自己是一個不一樣的小孩，儘管他清楚地知道；他也不會記得剛剛發生的不開心的事，也不擔心接下來會怎樣。

孩子都是活在當下的，但是成人總是受困於焦慮的過去和迷茫的未來。我曾經就是那樣。在這本書裡的〈只有房間知道〉那篇文章裡，大家可以看到曾經的我，對生活是多麼沒有覺知。那個時候真的太焦慮、太迷茫了，所有困難我都不知道怎麼面對，對以後的生活也有巨大的恐懼，那些憂慮讓我丟失了「當下」。我甚至不記得在那些年裡我有沒有好好做過一頓飯。我總是感覺很累。其實比較起來，現在我的身體肯定更累，可是我的心並不這樣覺得。所以，曾經的我不是累，而是被憂慮掏空了身心。

很久以前，我就在網路上看見過一句話，據說是一個禪師說的，大意就是：好好生活的意思，就是該吃飯的時候吃飯，該睡覺的時候睡覺。那時我是不知道其背後的涵義的。所以，看了也就看了。我是把我的生活全部顛覆，過上一種從前沒有想過要過的生活後，突然有一天意識到，哦，我好像真的漸漸「活在當下」了。

大理是一個大型的生活社區，大家的社交活動很多時候都是在彼此的家裡。所以，我開始花很多的時間自己做飯。我發現即便只是隨便百度一個菜譜，我都可以做得很好吃。其實，只是因為我在做飯的時候就真的是在享受做飯的過程，還有和朋友、家人一起分享食物本身。喝茶的時候，就是喝茶；聊天的時候，就好好聊天；看劇的時候，就沉浸在劇裡。而一旦我被別的事情牽扯，沒有活在當下，火娃總是用他自己的方式把我拉回來，他的直覺真的是太敏銳了。白天我在學校給他上課的時候，如果我自己是全神貫注的，他的狀態就總是特別專注。而一旦我需要回一個微信，或者被一些事情影響了情緒，儘管我會很有意識地把自己拉回到「老師」的身分中，但他的專注力早就全部跑掉了。

記得夏天的時候，我的微店裡在賣松茸。有一天，遇到一個很不講理的客人，突然說要退款退貨。那時已經發貨了，因為松茸不易保存的特殊性，之前是講明了不能退，但收到貨的時候如果有品質問題可以補發。可是她很強烈地要求必須退款，沒有原因，就是不想要了。私信來來往往太費時間，我不得不在教室外面與她電話溝通。不到五分鐘，等我回來的時候，火娃已經走神走到天際。

因為我自己的情緒變動，接下來我們變得很膠著。我強迫他繼續完成那一頁的貼紙，而他則故意亂貼一氣，還對我要他重新來做的指令充耳不聞，不僅趴在桌子上不起來，還開始唱起歌來：「我有一頭小毛驢，我從來也不騎……」他似乎在說：「你不要裝了，你已經不一樣了，既然現在你的心根本沒有在這裡，我又為什麼要在這裡？」當時，我內心突然起了一個惡念：「老娘為你付出這麼多，賺錢養你這麼難，你居然敢這麼不聽話?!」

成人真的好可怕是不是?動不動就談付出——洗衣服，我不是在洗衣服，我是在為家庭操勞；動不動就被帶走情緒——我明明白天是特殊治療老師，這是我自願選擇並也想透過教育這個小白鼠而得到自我成長的職業，但接了一個煩人的電話後，我就不是了，我成了「隱忍的、不被理解的、沒有得到回報的偉大的母親」。

最後，他乾脆撕掉了貼紙，直視我的眼睛，很大聲地告訴我：「我不想貼了！我要回家！」

我也毛了，直接對他吼道：「那你自己走回去吧！我才不要開車！」他奪門而出。他當然沒有自己走回去，而是跑去後院玩沙了……等我從氣得半死的委屈中回過神來、深刻地認識到自己的錯誤、放低姿態去請求他原諒的時候，他正拿著木勺子和一個小桶裝沙。

我嬉皮笑臉地、討好地問他：「火娃，你在幹什麼呀？」

他頭也沒抬，但是一臉滿足地回答：「我在做奶粉！」

我感覺又被打臉了……人家這就叫「活在當下」。不管剛剛你給我什麼氣受，現在小爺在玩沙，沙池就是我的天下。

很多特殊的家長都曾經問我，為什麼那麼忙，我的生活裡還能有美食美景，還有那麼多樂趣。不說我也知道到底問題出在哪裡。那是因為，我們都曾經這樣過——吃飯的時候，沒有好好吃飯，只想著我有一個特殊的孩子；睡覺的時候，沒有好好睡覺，只想著我有一個特殊的孩子；看電影的時候，只是勉強在看，心裡想的是我有一個特殊的孩子；和孩子一起玩的時候，也沒有進入他們的世界，想的只是我有一個特殊的孩子。我有一個特殊的孩子……我有一個特殊的孩子……我有一個特殊的孩子……餘音繞梁，三百六十五日不絕於耳。

當下不存在了，剩下的只有無盡的恐懼：我這輩子，還有他們這輩子，都已經毀了。

我們總在說，生活為什麼總是在給我們迎頭痛擊，可是想來，我們似乎也並沒有好好地對待生活啊。

未來的困難無法現在根除，但自信可以讓我們穿越無數黑夜

在我決定離開重慶時發了一篇公開文章，那是我第一次向外界正式公開：我要帶著自閉症的兒子去大理生活了。那真是一石激起千層浪。發送完這篇文章的當夜，因為有太多太多的信息和電話，我在凌晨三點多的時候實在挺不住了，只能把手機關掉。我身心俱疲，但內心滿滿的都是感謝。

我跟朋友說：「可見我在這座城市十幾年，攢的人品不算差。可以毫無遺憾地走了。」

然後，這一年多來，我不斷在回答相似的問題：「你怎麼能那麼有勇氣？」聽得太多，我就仔細想了想，自己到底有沒有那麼厲害。

有一個自閉症的孩子，嗯，已經是人生重創了；這還不止，還離了婚；離了婚還不

止，還辭了職，沒有了穩定的收入；不僅要寫稿子、做微店來養家，白天還要帶孩子上學、做老師，夜晚還要寫書……

我在群組裡問我爸媽和我妹：「我是不是真的像他們說的那樣厲害？」

他們異口同聲：「厲害！你最厲害!!!」

我媽最瘋狂，說：「你是我的偶像！這個世界上我最佩服的女人就是你了！」

我當時只有一個感覺：完了，人人都覺得我厲害，那看來我是沒什麼希望嫁出去了……多厲害的男人才敢要我……

還有很多人問我：「怎麼看你都不怎麼愁啊？怎麼才能像你一樣做到不愁呢？」跟我特別熟的人會知道，我不是假不愁，我是真不愁。除了還是很想賺錢以外，我對未來的一切都沒有那麼愁。

為什麼不愁？很簡單，因為愁沒有用。

關鍵是，人活一輩子，總是會遇到這樣那樣的困難吧？每個人都會遇到的啊。**未來的困難是不可能現在根除的，但是只要有遇到困難就去面對的自信，天塌下來也可以當被子蓋。**

但是，我有沒有面對困難特別犯愁的時段呢？當然是有的。剛開始知道孩子有自閉症的時候的那些愁就不說了，把你詞典裡所有「愁」的同義詞和近義詞都翻出來講一遍，這些加起來，再乘以一萬，就是我當時的狀態。

帶著孩子來大理後，我特別愁或者說特別焦慮的時候，是我在糾結：我究竟要不要自己做老師帶孩子？對於這個，我從前一直是抗拒的，所以我去了很多的學校嘗試看他們是否能夠接收火娃。我那時堅信，自己帶孩子會讓我失去自我。

但是，自己帶孩子的好處肯定也是毋庸置疑的。

首先，這個世界上沒有人比我更理解火娃，而理解，在我看來是超越一切技術和理念的東西，**沒有理解，不要談什麼「干預」，那些都是大人自以為是的干預罷了。**

其次，我很清楚地知道，火娃確實沒有辦法上團體課。人際交往能力還不是最主要的問題，核心的問題是：他的聽覺發育過度，對嘈雜的人聲、細碎的噪音，甚至是風聲、小蟲子爬過的聲音都很敏感——與聲音的大小基本無關，他只是對無序的聲音比較敏感，比如聽兒歌或者古典音樂時他就會很專注、很享受，但是走在路上會時不時地看見他突然撩起衣服去堵耳朵，尤其是左耳朵（為什麼是左邊？左右兩邊的聽力會有敏感度的不同嗎？很遺憾我一直不得而知，對此有研究的讀者請一定聯絡我，謝謝）。置身於一個群體中，對他來講太難了，他的注意力隨時都會被帶走不說，而且一群人在一個小空間的那種氣場，會讓他十分焦慮，直至崩潰。在他還沒有足夠適應群體之前，適合他的教育模式，真的就是一對一，或者一對二，最多一對三，不能再多了。

還有最後一個因素是：目前我還沒有遇到一個學校真正能夠做到因材施教，直接針對每個孩子當下的能力和興趣給他做拓展。畢竟，那是一個集體。火娃的一些基本能力暫時還達不到入讀小學的程度——至少要能懂得「上課需要坐下來」這個規則吧，這樣才不會給學校添太多的麻煩。如果一個學校，既無法讓他學習到知識，又讓他焦慮，那麼，上這個學除了讓身為媽媽的我在孩子上學的日子變得比較輕鬆，在人家問起時可以裝作一切都很好地說「我的孩子在××學校讀書」以外，意義到底在哪裡呢？

融合？不，我的個人理解是，在孩子的基礎能力（比如要學會用語言去表達需求，具備基本的語言理解能力）達不到的時候，融合的環境只能讓他更自卑、更邊緣。融合，只是大人的夢幻泡影。

在左右搖擺、權衡我與他的利弊的時候，我真的是要愁死了。愁到連朋友善意地勸我：「你這樣下去會早死的，跟我們一起跑跑步吧。」我都可以直接衝人家大吼：「滾!!!」承蒙不棄啊，在那個階段遭到我百般凌辱的各位親朋好友。

最後，我覺得這樣下去，不僅火娃每天只能瞎混日子，還會把我自己搞死。像我這樣趨利避害的現實主義者，當然是選擇**只要活著，就得盡可能好好地活著，活得體面，活得舒適，活得像個人樣兒。**困難放在那裡不去面對，只是因為恐懼；恐懼放在那裡不管，只會不斷加深等級。**我得穿越它，至少要面對它。**

於是，我硬著頭皮開始帶孩子上學。這些年好歹我也算學了不少知識，用吧！想來我真是運氣超好，就在我的野台班子剛剛搭起來沒幾天，我的老師、澳大利亞著名的治療教育專家芭芭拉·鮑德溫就來大理探望朋友，自然也就順便來參觀了教室，手把手指導我如何進行課程設置。我們還專門就火娃的問題做了長達一個半小時的個案諮詢，對如何帶領火娃的很多具體難題，我有了更清晰的方向。我們還開始籌備在大理的特殊家庭治療教育項目。兩個月之後，這個項目順利進行了第一次，芭芭拉帶領包括我和火娃在內的八個家庭，在蒼山腳下的一個民宿裡度過了四天三夜。

我的心就這樣慢慢安定了下來，我不再只把自己當作一個媽媽。在學校的時候，總有一個我跳出來審視：我這樣帶領他的邏輯到底成不成立？我的言語是不是應該變得更有質感？如何把他喜歡玩的遊戲往外再拓展一下？我教育他的最終目的到底是什麼？很奇怪的一種感覺就這樣出來了——從外殼來看，我的困難在增多，畢竟，在工作日給自己的孩子做老師，看起來是很大的時間及空間壓榨；但從內核來看，一切困難又彷彿都自然地煙消雲散了。也可能是因為對我這樣一個不管對自己還是對孩子都要求很不高的老師來說，火娃的確是個很好的學生。他容忍了我的很多失誤——比如剛開始時我總是很亂，需要用剪刀時發現並沒有剪刀，需要用膠水的時候發現並沒有膠水——他卻能在這些失誤過後，依然願意愉悅地配合我，去穿越他自己曾經恐懼的迷霧。穿越過後，他本人其實是比我更開心的。

所以，現在，「你開心，還是我開心？」變成了衡量「這個進步到底能不能算進步」的標準。如果只是我覺得很滿足而他不開心，那麼我就會告訴自己：放棄得到這個「進步」的方式，你讓他不開心了，不開心是厭倦的前奏。對於火娃，**我並不需要他為了滿足我而活著。我希望不管他前進多少，甚至後退也行，總之不管他是什麼樣子，都**

不會覺得孤單，都會相信我永遠喜愛並且支持著他。

所以說，有些困難其實在你決定面對和接受它的那一刻，它就不存在了，你甚至不需要去做什麼事來解決。或者也可以說，**有些困難，本來就是不解決也沒問題的啊。**安德烈・紀德（André Gide）在《人間食糧》裡說：「我生活在妙不可言的等待中，等待隨便哪種未來。」

對現在的我來說，就是我「生活在平靜的等待中，等待隨便哪種未來」——說妙不可言太過分了，畢竟我這麼窮，而且還沒有嫁出去，怎麼能妙不可言得起來！

我這個人呢，其實比較耽於逸樂，覺得不管是對大人還是小孩來說，人生短短幾十年，又不是要活永生永世，在做到本分的努力的前提下，享受肯定是非常重要的。所以我向來奉行的是「你打我，我就跑」的人生準則，我不是一個特別會和困難抗爭的人。

比如，工作和孩子我無法兼顧，我想的不是如何發揮主觀能動性去更高效地兼顧兩者，我是直接辭職了。

比如，知道孩子上普通小學真的很困難，我就從來沒想過讓他去上普通小學，我去給他找願意收他的私立學校。

比如，試了好幾家私立小學，人家不收，或者提出的條件和態度讓我覺得不舒服，那我們就不上嘛。找人走後門？哦，我確實還認識滿多人的，然而我沒有那個習慣。找人把孩子弄進去又能怎樣呢？大人可能高興了——我的孩子有學上啦！但小孩子在一個不是從本心去接納他的環境中，可就慘了。要不，乾脆我給他造一所學校？可是，造一所學校又沒人又沒錢……那我就狠下一條心，乾脆自己給他當老師吧，不然光在家裡關起門來糾結，都可以把我自己弄死。

比如，想到學那麼多文化知識也並沒有太大用，以這個孩子的智力是不可能考大學的，那我們就乾脆慢慢來嘛。別人花一年學會的，我們花五年、十年也是沒問題的啊。特殊孩子的天花板總在那裡，我們跳得矮一點兒，跳得慢一點兒，不就可以一直有事可做？如果等他十歲了還在寫１２３４５６７８９，如果他覺得自己每天好忙又好棒，那我覺得也還滿好的……孩子沒壓力，我也沒壓力。

比如，想到孩子很快就會長大，沒有一個能長久支持他的環境也不對，不能老跟著我到處混日子。那我就想辦法把民宿和康復社區做起來吧。這樣，很多大人和孩子都可以一起生活、工作，最起碼他還可以在廚房幫工剝豆子賺點生活費。

只要我不死，不管給我什麼生活，我應該都是這個樣子了。就算我死了，還有他爸，還有我妹，我們都死了的話還有比現在更高級的機構啊——如果等到我們全死光了，這個國家有這麼多的家長和有志於此的人們做了這麼多年的努力，卻還沒有建立起對特殊人群應該有的福利制度和基本的信託機制，那我覺得他就一個人過吧，等著和我在另一個時空再次相逢就好了。

一切的一切，只要能跳進去，也能跳出來，都沒有什麼大不了的。我相信，做好了

眼下的事情，未來自然會一步一步到來。兵來將擋，水來土掩，或者兵來我跑，水來我逃，都沒問題。我們不能跳過度過每一天的過程，從現在直接看到未來。那都是虛幻的想像，用來滿足被恐懼控制的心，或者我們需要一個看起來可以達到的目標，來說服自己「眼下的一切都值得」吧。那些小時候的理想是當科學家的人最後都當了科學家嗎？我小時候還想過開小賣部呢，結果我現在開了微店……嗯，大賣部。你看，把夢想定得低一點，總是會有更多意外的驚喜的。

如果你們看到現在，還覺得我是一個自信的人，那好吧，我是一個自信的人。那些因為不能接受，而被眼淚浸泡的漫漫長夜，的確都離我很遠很遠了。

我知道以後會面臨比現在更多的困難，比如，火娃再過幾年就要到來的青春期，自閉症孩子的青春期問題，實在太多了；比如，他長大了到底要用什麼方式生活？這些都是難題。但是，**既然現在無解，那我只能相信自己，車到山前必有路。我依舊會努力地活著，但是依然不會「那麼」用力地活著。下雨我就打傘，開花我就欣賞。為每一個活潑的細節感動，用一點兒一點兒的成就感去對抗生之虛無，**我覺得對年近四十歲的我來說，這就足夠了——也許對很多人來講不夠，但對我來說夠了。

爭論觀點沒有意義，安德烈・紀德還在《人間食糧》裡說過另一句話：「須知對待生活有千姿百態，這只是其中的一種。去尋求你自己獨特的生活方式吧。」

心安即是最好。

原生家庭：和解與重建

現在我的微信好友裡有超過一千個特殊家長，他們都說羨慕，羨慕我的父母能夠在大理幫我一起照顧孩子，甚至羨慕我能夠選擇單身。他們中的很多人告訴我：他們在家庭裡是得不到支持的，不管是父母，還是另一半。

生活中總是有那麼多的責怪。有人說媽媽責怪她，孩子特殊是因為她非要去幹那個工作，沒有花時間把孩子教好；有人說爸爸責怪她，如果她當初不是非要跟那個男人在一起，怎麼可能生出這樣的孩子；有人說丈夫責怪她，孩子特殊是因為她堅持自然產，缺氧造成的；有人說妻子責怪他，他只要說我們要不要把孩子送去特殊學校，妻子就會說「你這麼嫌棄孩子，那就離婚吧」……還有許多因為教育方式無法達成統一而造成的無數矛盾，都在蠶食許多家庭的快樂。

不過生了一個小孩

在做情感版主編的那些年裡，我會不定期組織讀者舉辦下午茶活動。我會定一個主題，去招募感興趣的讀者，約在一個咖啡廳或者茶室，去共同探討這個主題。印象很深的一次下午茶的主題是：和我們的母親和解。大概有各行各業、各年齡段的二十多個女性讀者參加，那是一個時而大笑，時而未語淚千行的下午。

有人一直生活在媽媽對自己的控制之中：二十多歲了，參加工作都幾年了，哪怕從區縣逃到主城，媽媽還是會每天電話轟炸，問她今天做了什麼、吃了什麼，還要時不時上門，從早上穿衣服和吃早飯開始管，事無鉅細。她甚至都不敢談戀愛，因為總覺得：「我這麼軟弱，無力掙脫，又能給誰帶來幸福呢？」

有人因為媽媽對兄弟姊妹的偏愛，活在怨恨裡。這種怨恨時而變成討好，時而變成疏離，時而變成「無所謂」，時而又變成下午茶上的一抔眼淚。

有人的數次戀愛都被媽媽一手戳散。她覺得其實媽媽只是想要更多的錢。「可是我只想找個我愛的人，沒錢大家一起賺就好了」，而且，「我知道我很普通，哪個有錢人會想要我」。

有人說媽媽一直對自己很好，太好了，好到自己覺得做什麼都無法回報。從小不敢有任何不同意見，不敢選擇，也不敢拒絕，頭頂最利的那柄劍，是「媽媽會傷心」。無數次想著：你去談戀愛吧，我長大了，你不要陪著我了。可是媽媽就這樣從年輕陪到年老了，媽媽的世界裡一直只有她一個人。她也不敢戀愛，怕媽媽會覺得孤單。

後來還有人對我說：「在我媽媽的眼中，我是世界上最沒有用的女兒。自從爸爸出軌他們離婚，媽媽就再也沒有戀愛結婚。一方面，她在親友眼中是最偉大、犧牲最多的母親；另一方面，她從我才七八歲開始，就指揮著我，這個她唯一的女兒，不斷上門去找爸爸要錢，可是爸爸的錢在新太太手裡，我總是要不到的，最多能在爸爸的公司混一頓飯。」「你怎麼這麼沒用？」這句話她從媽媽那裡聽了二十多年。

原生家庭帶來的痛，我有沒有呢？當然有啊。從小，因為覺得父母更偏愛妹妹，我與他們的關係都很疏遠。大學的時候，時常好幾個月都不會和他們聯繫。

我和參加下午茶的那些女讀者一樣懷有怨恨，有時候是對自己說「無所謂」，有時候是眼淚，有時候又會變成討好。所以，進入報社實習的第一個月，八百元的工資，我分出了五百元寄回家。我還借錢給父母裝修房子，自己則過得緊巴巴的，還主動承擔妹妹的學費。其實，這就是討好。那些年，我認定我是不被愛的，做這些的目的，只是希望他們能夠因為我「特別厲害」而變得愛我。

記憶中我沒有被好好擁抱過、安慰過，而且父母總是在吵架，飯桌上他們的臉總是遍布烏雲。我已經做了我力所能及的所有事，八歲就開始搭著小板凳做飯、洗碗，但是稍有不慎還是會招來責罵。所以，我很難和父母親近，我沒有和父母撒過嬌。也不是沒有嘗試過撒嬌。有一次我的手背被同學弄傷，我回家給我媽看。她很不耐煩地大聲說：「你自己去抹藥啊！給我看有什麼用？」然後就走了。還有一次，放學途中遇到家鄉有史以來最大的一次冰雹，我和表姊差點死在路上，經常是跑了幾步回頭一看，身後的大樹已經倒了。可是回家後，我扁起嘴還沒來得及哭，我媽卻開始罵我為什麼要在路上玩。

其實那時也是因為太擔心了吧，後來我這樣安慰自己。但還是想要我媽摸摸頭，想要我媽一個擁抱。成年以後我發現，一方面，我很拒絕和父母的皮膚接觸，偶然碰到，半身都會起雞皮疙瘩；而另一方面，又很需要觸覺，所以談戀愛就變得很黏人，生了孩子以後也會不斷去抱孩子、親孩子。火娃都九歲了，還是要每天被我抱抱親親很多次，有時候太熱情還會被他嫌棄。

有一次，我和我妹說，我要如何做母親呢？大概就是，父母對我怎麼樣，我反著來肯定就對了。如果他們太嚴厲，那我就要溫柔一些；如果他們老是垮著臉，那我就要有意識地讓自己不要把情緒帶到孩子身上；如果他們過早讓我獨立，那我就要知道，在孩子小的時候，孩子需要的是被照顧；如果他們看不到我的孤獨，那我就要讓自己變得更敏銳，能看到孩子的孤獨；如果他們有時候跟我計較付出與回報，那我就要堅信父母為子女付出是天底下最理所應當的事，我會一直支持孩子，此生不求回報。

但也正是因為火娃的出生，我們的整個家庭模式，發生了巨大的反轉。剛開始我爸媽來幫我帶孩子的時候，我們是客氣的、謹小慎微的，因為我們已經有超過十年沒有真正在一起生活過了。我們不吵架。如果有不滿，我們都會選擇放在心裡。這樣想來，能吵架，可能代表彼此間的關係更加健康。後來火娃被診斷出自閉症，我處在痛苦又逃避的狀態，很多時候，我是以工作為名，把孩子丟給我爸媽照管的。

他們非常喜歡火娃，他是從出生第一天開始，就被他們抱在懷裡的外孫。現在想來，身為母親的我，曾一度不能接納火娃，而我爸媽從來沒有不接納他。我知道，那時他們對我是有怨言的，覺得我陪伴孩子太少。只是那時孩子的爸爸陪得更少，於是更多的不滿集中在了他的身上。

火娃五歲時，我離婚了。於是，非常迅速地，家裡的成員結構就變成了原生家庭的樣子：我爸媽、我、我妹妹，還有火娃。事實證明，**原生家庭的很多問題，其實是要重新回到家庭裡去面對才能解決的。不然永遠在逃避，問題永遠在那裡，等著哪一天你一靠近，就給你迎頭痛擊。因為沒有「外人」了，很多矛盾得以擺上了檯面。**

最激烈的一次，我和我爸爸差點斷絕關係，因為他一直不肯接受這個世界上有「自閉症」這回事。他說，火娃說不清楚話，是因為我帶他去剪了過短的舌繫帶；還說，火娃智商不高，是因為我太聰明了，老一輩說了，爹媽太聰明就會生出笨孩子。那一次我真的被氣得發瘋，什麼情面都不顧了。**生下特殊孩子，最痛苦的人是誰？是媽媽。怎麼能對一個媽媽說這是她的「錯」？這是媽媽的「痛」，這是媽媽的「劫」，但唯獨，這不是媽媽的「錯」**。那時候，我還覺得「世上千千萬萬個別人都可以這樣說，可以說我錯，可以嘲諷我，但是你不行，因為你是我的至親」。

感謝我妹妹，在我與爸媽關係時常膠著的那兩年，她在中間做了很多的調和工作。

不是那種和事佬的調和，而是告訴我，我什麼時候說話不經大腦，我錯在哪裡，爸媽內心到底怎麼想，我們應該怎樣去理解他們。在爸媽面前，她會耐心地告訴他們：姊姊那些你們看不到的壓力在哪裡；你們的有些言行，她氣的點在哪裡；做為家人，在姊姊一個人奮鬥的時候，是不是應該給她更多的支持。我記得她最讓我感動的一段話：「你們真的很辛苦，姊姊嘴上不說，心裡都懂。她跟我說過，你們付出了很多。不過，一家人不要談什麼我付出多少你付出多少，姊姊這麼辛苦，也是為了火娃。她為火娃付出從來不求回報。」

火娃七歲多時，我和我爸媽一起，帶著火娃來了大理。現在回過頭來看，很奇妙的是：彷彿那兩年的矛盾頻發，其實是在為來大理生活做準備。我們也許還會因為很多小事發生不快，但是我們之間的根本矛盾已經解決了：我們設身處地站在對方的角度去考慮問題；我們學會了付出，但又不沉溺於自己的付出。付出，變成一件愉悅的事。他們真的特別心疼我要做那麼多的事，又要教孩子，又要做微店，又要寫稿子，還要籌備康復村和民宿。我成了我媽媽的偶像，她逢人就說我特別能幹、特別勇敢，弄得我挺不好意思的。當然，除了很擔心我嫁不出去，哈哈哈。她還成了很多自閉症版的忠實閱讀者，我們可以隨時交流應該怎樣去帶領孩子。因為看到了火娃一直以來細微的進步，教育方法在我們的家庭裡面不再有任何分歧了。而**我變得更有覺知，更能很好地去思考每一件讓我有些不快的小事的本質到底是什麼。**

比如，之前我挺不喜歡聽到我爸媽說，要把好的東西讓給火娃吃，「這個最好的雞腿，我們誰都不吃，只給你吃。」我下意識地覺得這是一種道德綁架，似乎隨時在強調，「你看，我付出了多少」。可是，當我好好地去審視這背後的原因時，我知道，那其實是因為我代入了太多屬於我的恐懼，因為我實在太害怕他們有付出感了。然而，火娃只是傻傻地、開心地吃掉而已呀，他根本感受不到付出感。因為根本就沒有什麼我以為的付出，那只是外公外婆在對他表示自己的愛，而他也就好好地接納了這一份愛，僅此而已。愛在他們那裡是很自然的、流動的。這恰恰是我需要更多地去學習的領域。

今年，我已經三十七歲，很慶幸我依然擁有反思和學習的能力。我已經能夠和我的原生家庭好好相處，而我也正在建立火娃的原生家庭。雖然我和他爸爸早已分開，但我們依然是友好的朋友。我希望他此生能在感知到成長必然的陣痛的同時，還能夠感知到，他的原生家庭，一直在給他源源不絕的真善美的能量。

成長是很痛的，成長是一輩子的事，讓我們一起好好長大吧。

第二章

我和孩子——我做特殊媽媽的這些年

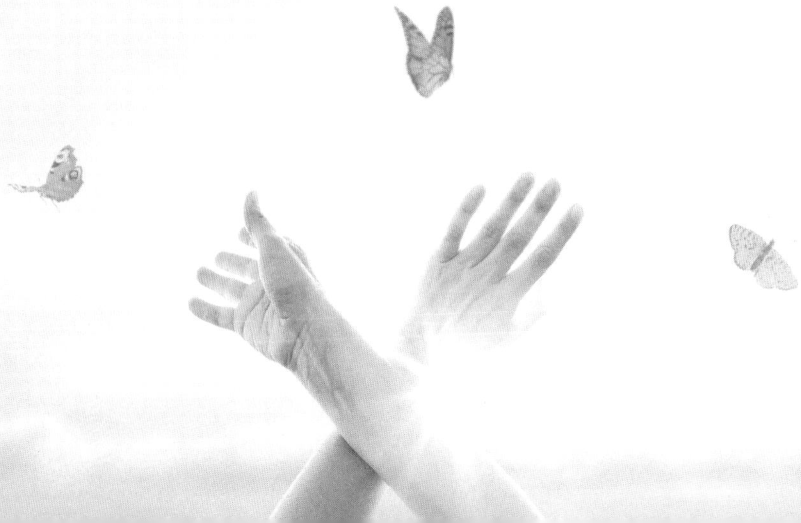

帶一個自閉症的孩子是一種什麼體驗

有點遺憾的是：擁有超高智商的自閉症患者畢竟只是一小部分，更多的自閉症患者，興趣狹窄，有學習障礙。所以，其實這個問題對我來說變成了：帶一個智商不夠的孩子是一種什麼體驗？

實話說，他都九歲了，可很多時候我還是沒辦法完全理解他。我看著他那張臉，怎麼想也想不透：你這孩子看起來機靈極了，長得又帥。雙得恰到好處的雙眼皮兒；大大的黑眼睛滴溜溜的，看見喜歡的人眼睛就發光，一笑就是兩個月牙；加上不薄不厚的嘴唇配著性感的唇線……簡直就是我們村的小明星啊，為啥這麼簡單的東西要教那麼久呢？

這就是一個學霸的悲哀，我們真的理解不了太渣的學渣——雖然他媽媽我只是個小本科，然而，這並不妨礙我曾經是個學霸的事實。有人可能會說：「你是學霸，你肯定有很多學習方法啊，用上不同方法教啊！」

然而，學霸是不需要學習方法的。

如果你去問一個學霸為什麼學習那麼好，他們也許會給你說一通這樣那樣的方法。但是，相信我，那些都是假的，學習好的原因只有一個：沒辦法，智商高——稍微懂點禮貌的學霸都沒法兒跟你明說這句話，所以他們也許會冷笑著給你整理出一套看起來說得過去的學習方法，然後你認真地研習，繼續做一個學渣。

來看看我們家那個學渣，在我這個學霸還沒總結出一套適合他的學習方法、教會他邁出第一步之前，傻到什麼地步。比如，我教他認錢，認一元錢。為了讓他認識錢，我把自己變成了一個窮凶極惡的、啥零食都拿來賣一元錢的人。一開始，我賣的是一種短小的烤香腸——比較小，兩口就搞定了，如果拿太大的火腿腸那就沒辦法持續了，因為人家兩根就飽了。

我拿了一張紙，上面寫上「1元」，教他念：「一元！」

他乖乖跟著念：「一元！」

「你想吃啥？」

「媽媽，我想吃烤香腸！」

「現在我扮演的是老闆！重新叫！」

他又乖乖地、聲音清脆地叫：「老闆！我想吃烤香腸！」

「我的烤香腸賣一元一根。」

這個屁娃娃給我拿了五元錢。

我耐著性子問：「這個『5』像什麼？」

他很認真地看了看：「像一個鉤子。」

接著我把那個寫著「1元」的紙拿給他：「那你看這個『1』像什麼？」

他又很認真地看了看：「像根筷子。」

「這個像筷子的是『1』，那個像鉤子的是『5』，知道了嗎？」

「知道啦！」

然後，我讓他重新認了一遍，認得妥妥的，一點兒問題都沒有了。「那我們現在賣烤香腸了啊。小朋友，你想吃烤香腸嗎？我的烤香腸賣一元一根。」我的黑手伸到了他的面前。

這個屁娃娃又給我拿了張五元的！我……真是想撞牆！

「你是在逗我玩兒嗎？」

他直勾勾地看著我：「不是。」

啊，不行，這眼神太勾人，我情不自禁地再次慈母上身。「咱們再來認真看一下啊，像筷子的是『1』。來，重新給我指一下……」

好了，這下妥妥的了！

「來，寶寶，給我拿一元的。」我連老闆也不想做了。

而他，居然給我翻了一張十元的!!!還大言不慚地說：「老闆！我要吃烤香腸！」

「你走吧！老闆一身正氣，完全不想賣給你烤香腸!!!」

這個拉鋸戰進行到最後，當然是我妥協了，我可不嫌命長，於是我只給他一元，他開開心心地用那些一元從我這兒買了好多烤香腸。

這件事的副作用呢，是他對我的身分變得有些迷惑了。他知道我以前是寫稿子的「大主編」，也知道我是賣茶葉的店主，然而有一天我媽沒事問他：「你知道你媽媽是做什麼的嗎？」

他想了想，然後很天真地回答：「是賣烤香腸的老闆。」

哈哈哈哈哈哈……

再說一個，教他寫字。「1」簡單吧？寫這個數那可真是要了命了。自閉症孩子的一個共性是：沒有界限。所以寫字呢，火娃是沒有邊界感的。我告訴他得寫在這個大框框裡：「看見這個框框的邊緣了嗎？」

「看見了。」答得好好的。

「寫在框框裡面，不能寫到框框外面，聽到了嗎？」

「聽到了。」好乖啊，我的寶寶。

我想確認一下他是不是敷衍我：「聽到什麼啦？」

「要寫在框框裡面。」

「對，來，媽媽親一個。」

於是他拿筆直接在紙上從頭到腳畫了一個「1」！那是「1」嗎？那是「1」的祖母啊，我的兒！

「媽媽剛才告訴你不要怎樣？」

他笑嘻嘻地答：「不要畫到框框外面。」

我豎起我的一陽指，力透紙背：「你給我看看，這個『1』在不在框框裡面？」

他看啊看，瞪大了他的大眼睛看，直接趴到紙上看，然後下巴擱在紙上，抬起眼睛，扇動著長長的睫毛無辜地看著我……你能把他怎麼辦呢？這個屁娃娃根本搞不明白，為什麼「1」要寫在框框裡！框又在哪裡！

「你殺了我吧……」

他很緊張地撲過來抱住我：「不殺媽媽。」

我無言以對。

這件事情告訴我們：跟自閉症孩子開玩笑只能讓自己鬱悶。他們聽不懂玩笑話。

那我有沒有感謝他智商不夠的時候呢？當然也是有的。比如，那些笑到炸裂的時候，養普通孩子的人真的會少很多樂趣，因為他們的孩子到了一定的年紀之後就再也不會這麼傻了。

我教他基本的「關係」的時候——很多自閉症的孩子搞不清楚人與人的「關係」——他正迷戀家禽和水生動物，於是我們就圍繞這個來進行「某某媽媽的孩子是某某」的教育。

「鴨媽媽的孩子是小鴨，雞媽媽的孩子是小雞。」我拿起母子鴨和母子雞。他擰成一字眉，很認真地看著，複述一遍也沒問題。

「那狗媽媽的孩子是誰？」

「是小兔幾（子）。」

小兔幾（子）？你是在逗我嗎？

「那兔媽媽的孩子是誰呢？」

他沉思了一下：「是小鴨幾（子）。」

「剛才媽媽說過哪個媽媽的孩子才是小鴨子啊？」

他眨巴了一下眼睛，努力回憶：「鴨媽媽。」

「對了！真棒！那兔媽媽的孩子到底是誰？」

他擺出電視劇《鄉村愛情故事》裡小男孩謝飛機一樣的呆萌表情，很篤定地回答：

「是火娃寶寶。」

然後還給自己鼓起掌來：「真棒！」

……

好吧，他都長這麼大了，我才知道他是兔幾（子）的孩子而不是我親生的啊。所以在他心裡，這是一個天下大同的收養型社會。所有的動物都沉醉於給別的動物養孩子，真棒。

我不死心地繼續追問了一句：「那你的媽媽是誰？」

結果他伸出肉乎乎的小指頭，指向我的額頭：「是戈婭。」

啊……我的一顆心……

接著，他又補了一把溫柔刀：「媽媽，你好美啊。」

這就是最重要的，是吧？因為他傻乎乎的啊，所以他不知道他的媽媽其實也只是一個軟弱又懶惰、脾氣暴躁還並沒有什麼愛心的人。他看不到我的很多缺點，他只是毫無保留地愛我，愛我，愛我。

哦，不是這樣的，他並非沒有看到。事實上，**他這些年一直看到並承受著我的很多缺點。我對他發脾氣，甚至在氣頭上還會動手打他。他會哭，會傷心，可是他還是毫無保留地愛我，愛我，愛我。**

我也愛他。

【編輯說明】大陸的本科生就是台灣的大學生。

教育只能順勢而為，最終是孩子成全了大人

二〇一六年的國慶假期，我在大理的家裡來了兩個特殊的家庭，一個是爸爸媽媽帶著十五歲的星兒，一個是爸爸和奶奶帶著六歲的小傢伙。其中一個爸爸回到南方之後問我：「你會把我們的這次聚會寫下來吧？」於是我就寫了下來。要問我在這個假期的朝夕相處中最大的感受是什麼，我會說：「教育只能是一件順勢而為的事。」

六歲的小傢伙想和火娃玩，但是他不懂得如何向他人表示好感，他只會推和拍打。火娃選擇了躲，「你打一槍我就換一個地方」，最後被小傢伙從沙發上推下去時，他氣憤地在桌子上倒了一杯水表示抗議。小傢伙的爸爸說：「快去打弟弟！」

火娃生著悶氣，說：「不打。」問了好幾次，他還是堅持不打。

後來，他去我的房間裡玩，垮著一張小臉對我說：「不開心。」

我問：「是弟弟打你，所以你不開心嗎？」

他說：「是。傷心。」

我說：「你也可以去打他一下啊。」

他又堅持說：「不打。」於是我抱了抱他，和他分吃了一個石榴。他又迅速忘記了這件事，開心地笑了起來，說：「媽媽像個姊姊。」

從小到大，我從來沒有教他不能反擊，因為我就是一個睚眥必報的人。可是他就是做不到去回打別人。我曾經問過他的老師這個問題，老師說，他在學校裡，會溫柔地注視著那些安靜的、可愛的孩子，有時候會笑著去輕輕撫摸他們的臉，在他的天性中，是有很大的慈悲心在的。

當然，也要看對方有沒有觸及他的底線。在我還沒有進入學校自己帶他上課之前，老師們在吃飯和茶點時間，是安排火娃和一個特別有挑戰性的孩子坐在一起的——他不是特殊孩子，他只是一個很有挑戰性的普通孩子。老師們覺得，他和火娃，有能互相影響的特質。

那個孩子對人表示好感、想跟人玩、想尋找存在感的時候，都會選擇一種接近暴力的方式。他會很用力地去抱別的孩子以至於弄得別人喘不過氣來，用很大的力氣撞別人，或者死死捏住對方，甚至直接掐對方。火娃在那個孩子心情特別好的時候，得到了他的很多照顧，但也被他整得很慘。火娃對此的反應一直只是跑開，實在躲不掉就推開。但是，有一天，火娃又被狠狠地掐了，他實在忍無可忍，在全部人坐在餐廳裡吃飯的時候，他抬起手來，給了那個孩子一個巨大的巴掌。

整個屋子都安靜了下來。那個孩子被直接打懵了，愣在那裡，其他的孩子都呆呆地看著，連老師們一時間都回不過神來。他們第一次看見火娃表現出這一面。然後火娃哭了整整半個小時，是嚎啕大哭的那種哭法。大家也是第一次看見他這樣痛快地哭，似乎積累了一年的委屈，都在那半個小時裡發洩出來了。

老師們向我講述的時候，我在剎那間有一些心疼，但我很清醒地知道：這對火娃來說，是一件好事。他們這樣的孩子，向來被保護得太好，被低估得太狠，所以大人往往不知道他們的潛能，他們就這樣失去了與這個真實的世界碰撞的機會。當然，這也有個前提：這所學校的老師非常值得信任，她們能夠把握那個「度」。

有一些潛能，是必須觸及底線的時候才會迸發出來的。就像火娃在老家被五條狗追的時候我才知道他可以跑那麼快。在這一巴掌加半個小時的痛哭中，我覺得有一些不可言說的能量在很健康地流動。經此一役，我想他知道了很多事他可以做，也是可以做得到的。但是，在往後的日子裡，他依舊選擇不到萬不得已就不去做，他還是他。

所以你看，教育能做到的事到底有多少呢？它不可能扭轉一個人的天性，每個人來到這個世界上，都帶著自己的使命，要成為自己想成為的人。教育只能順勢而為。

後來，他和其他孩子有衝突苗頭的過程我觀察過很多次。我發現，其實他是一個懂得接受也懂得拒絕的人：玩具能被你順利拿走，是因為我真心覺得你可以玩，並不是因為軟弱；如果我覺得不可以，那你就沒有那麼容易從我手裡搶走玩具。看清了這一點，我覺得這樣也就夠了。雖然顯得懦弱一點兒，但**他為什麼一定要滿足大人，成為一個可以毆打別人的人呢？**

有時候和他特別喜愛的朋友在一起，他還有一種大哥哥逗你玩兒的意思。有一天，我和朋友帶著孩子去泳池，朋友的小孩小S是一個高功能自閉症孩子。小S想要火娃的海豚玩具，一直追著他要。可火娃就是不給：「你搶我不讓你搶，你推我我就走遠一點，你要打我我就跑快一點讓你打不著。」總之他就要看小S氣得不得了的樣子。但是小S不追了呢，他又會壞笑著等他一會兒，或者把海豚故意拿到小S面前晃一下，接下來又是「你要我就是不給」……循環到最後，當小S把他逼到一個角落時，他很爽快地把海豚給出去了。我正在想，這孩子挺識時務嘛。結果我看他一點兒遺憾都沒有，神情近乎寵溺地笑著看了看小S，然後自己開開心心地繼續去玩水了。他就是這樣一個人。

設想一下，如果我一直沒有跳出「你為什麼不還手，你去打回來」的慣性，那麼我和火娃會變成什麼樣子？我只能生活在「為什麼你不能變成我希望的那樣」的焦慮中，而他應該會成為一個對人群更恐懼的人吧，因為他不想成為我希望他成為的人，他會乾脆徹底封閉。

當一個孩子對成人無能為力的時候，他們就只能以各種想都想不到的方式來傷害自己，為的只是試圖衝破藩籬。他們會從此和大人產生隔閡，不會再施加信任。

這些年做記者，我見過太多被父母逼迫著長大的孩子。你根本想不到至親之間怎麼能有那麼多的冷漠和怨恨，有的和父母從不吵架，但會跟我說「我好想他們快點死掉」、「我不知道他們什麼時候才能死啊」；有的是親朋好友眼中最能幹、最孝順的孩子，父母都引以為榮，可是憂鬱症已經嚴重到了必須要吃藥才能不每天想跳樓的地步。他們的恨埋藏得太深，父母都不知道……那種如身處沼澤的極度失衡，對父母和孩子來說，都是太過悲慘的命運。

既然看到了有可能的結局，修正我自己就是必經之路。所以，面對這樣一個孩子，我能做的順勢而為，只是在他遇到攻擊又還沒有嚴重到需要反手一巴掌打過去的時候，如果是對方的錯，告訴他應該如何用語言去表達，「你這樣我很不舒服」、「我不喜歡你這樣對我」、「我希望你不要打人」；如果是他自己的錯，告訴他道歉，「是我錯了，請你原諒我。」

雖然火娃現在還不怎麼能熟練運用，但如果他能變成電視劇裡那種迂腐、瘦弱，總是給莽漢講道理的俊美秀才，其實，我倒覺得也挺萌的呢。

告訴你一個好消息

曾經聽過一個小故事，是《爸爸愛喜禾》這本書的作者蔡春豬，講他有自閉症的兒子第一次說出了「魚」字時，因為他本人沒有親眼看到，於是興奮地和孩子的媽媽討論了好久好久的細節，細到「他是用哪根指頭指的呢」。

可能只有特殊的家長們才能懂，這種聽見一個對他人來說小到幾乎不存在的好消息時，喜悅到底能夠有多大。**現實讓我們就這樣一天一天變成了非常享受「小確幸」的人。因為我們太懂，每個「小確幸」背後，到底意味著孩子取得了什麼樣的進步，而這個進步，是我們付出了多少努力和等待，才最終達到的。**

有一天，我無意中在網上看到一種傳說生長在非洲荒漠的「依米花」（Yimi Flower）。在荒漠中，只有根系龐大的植物才能活下去，而依米花的根卻只有一條。所以，它需要花費大概五年的時間來完成根莖插入泥土的工作，然後，一點一滴地積累養分，在第六年的春天，才會開出一朵小小的花。

這個故事不知真假。我只是覺得，這株「一根莖」的植物，那麼頑強地去努力活著、靜待花開，太像特殊的小孩了。所以，如果用攝影機把特殊家長們的聊天過程拍下來，普通的人可能會有點搞不懂那個興奮點到底在哪裡：

「你知道我家那個五斗櫃吧？他今天從裡面拿了我的毛衣鍊丟在地上，我隨口說『這是我的』，結果他就給我放回去了，而且放回了原位！」

「哇！」

「很棒啊！」

搞不懂吧？普通孩子的家長可能會覺得：「這難道不是應該的嗎？」但是我們懂。

首先，這代表這個孩子在拿毛衣鍊的那一刻，有清醒的意識了。他不再是懵懵懂懂地隨便拿一個東西，隨手扔一個東西，他知道他是在哪裡拿到的，也知道要送回哪裡。他拿的時候，活在當下，他漂浮的「自我」，在漸漸入住。

然後，他的語言理解能力有了很大的進步！媽媽並沒有發出清晰的指令，而說的是「這是我的」，可是他的大腦把它正確處理成「這不是我的，我要把你的東西還給你」。

生了一個特殊孩子，讓我們變得比之前任何時候，都更懂得「小確幸」是什麼意思。有時候覺得，這未嘗不是命運送給我們的寶貴禮物之一。我們家有一個叫family的微信群組，裡面有四個人：我、我爸、我媽、我妹妹。「告訴你一個好消息」，是這個群組裡經常會出現的話。

比如：「告訴你一個好消息，火娃剛剛居然對我說：『媽媽，我可以吃果嗎？』」就會迎來一片山呼海嘯的「好讚！」。激動的我妹、他小姨，還專門從上海用語音發來賀電：「火娃火娃，你怎麼這麼厲害?!臉蛋湊過來讓我親親你。」

好消息在哪裡？對比一下就知道了。以前他要吃水果的時候，就是對著一個大水果不斷地說「要吃果，要吃果，要吃果」。周圍沒人怎麼辦？說不定他就乾脆拿把刀自己把水果切得亂七八糟了。可憐的果啊，應該會覺得很委屈吧。

而這句話代表：第一，他懂得了向一個確定的「人」求救——「媽媽」，而不是去糾纏一個無辜的水果；第二，他終於學會了問問題，這個句型一度非常難；第三，他正確地使用了「我」字——「你」、「我」的使用對很多孩子來講都很困難；第四，他在漸漸建立規則，知道在哪些方面，要奉行詢問和等待的禮儀。

我白天會帶著火娃去學校上課，他說過的很有趣的話、今天有了哪些很棒的進步，我也都會分享在這個群組裡。比如，在火娃突然水到渠成地開始使用筆的時候，我拍了幾個小視頻發進群組裡，視頻裡是火娃特別開心地拿著筆在描紅本上認真描數字。一分鐘之內，我爸媽和我妹就開始排隊點讚。為了讓火娃也感受到欣喜，我媽還經常使用語音：「哇，火娃，你的字寫得非常好，而且拿筆的姿勢很標準哦！」

放給火娃聽，火娃笑得眼睛都彎掉了，一邊繼續賣力地寫，一邊搖頭晃腦，嘴裡還哼起了歌兒。

家裡的飯桌上，也是「告訴你一個好消息」的場合。比如，我媽會眉飛色舞地告訴大家：「昨晚火娃睡覺前對我說：『外婆，你可以睡在你的屁股上嗎？』我說：『不行啊，這個我做不到。』他想了一會兒又說：『外婆，你可以睡在我的屁股上嗎？』」全家哈哈大笑，火娃自己更是笑得飯都要噴出來了。

對一個還在努力地自我練習「你」、「我」的正確使用方法的孩子來說，這樣的笑料實在太多太多了。

火娃是一個對觸覺需求特別多的孩子，自己會發明很多觸感遊戲，「睡在屁股上」就是那段時間最常玩的遊戲。於是我也分享了一個。中午在學校午睡的時候，他問我：「媽媽，我可以睡在你的屁股上嗎？」

我知道他指的是什麼，但是我故意很開心地翻過身去說：「好呀，來吧！」

他呆了一會兒，小腦袋裡想的大概是：「咦？好像哪裡不太對啊。」

但是說出去的話潑出去的水，君子一言快馬一鞭……他也只能老老實實地把後腦勺放在了我的屁股上。也不怪他喜歡這樣玩，睡在屁股上的感覺還真是滿舒爽的呢！

躺了一下，他又不甘心地爬起來，看起來是思慮良久，組織了很久的語言，結果一開口，又問錯了：「媽媽，我可以睡在你的屁股上嗎？」

我憋住笑，一個翻身趴下，說：「當然可以！來來來，趕緊的！」

這次他不來了，他一臉迷茫地看著我的屁股，小聲地自言自語：「沒有說對……」然後又看著我的眼睛，很確定地告訴我：「說錯了！」

那個樣子太呆萌了，我很不厚道地大笑。我說：「那你就好好想想，到底怎麼說才對。我等你哦。」

他舔了舔嘴唇，認真地想了一下，開始了：「媽媽，我可以……媽媽，你可以睡在你的屁股……不對……媽媽，你可以睡在我的屁股上嗎？」

「我的」兩個字吐音好重啊，哈哈哈！我起身一把把他撲倒在墊子上，大聲說：「可以！我來了！」

那天他樂壞了，我也要笑死了。這個傻孩子，能把他的小舌頭捋直了把話講清楚，可真是不容易啊！這個事在飯桌上分享了，又透過family群組分享給了我妹，飯桌和群組裡充滿了「哈哈哈」。

人生總是充滿了好消息和壞消息。壞消息是我們家有一個不一樣的小男生，好消息是我們有了很多可以慶祝的小理由。這取決於成人把著眼點放在哪裡。就像打翻了一杯水，你是感到「好可惜，沒了半杯」，還是感到「好幸運，還有半杯」。

如果現在要我反思曾經特別特別焦慮的自己，要橫向對比覺得生活裡沒有好消息的那幾年，我的反省是：那時的我不夠謙遜。

一個不夠謙遜的我，會否定不同的存在都有不同的光彩，會覺得自己的成長軌跡才是唯一好的標準：從小成績優秀，念好的大學，有好的工作，在工作中得到極強的榮譽感，並且，在該結婚的時候結婚，該生孩子的時候生孩子。即便離婚一事脫離了世俗標準，也會有這樣的自豪：那也是因為我厲害啊，我對我的人生有完全自主的選擇權。

我曾經就是那樣一個成功至上、特別傲慢的人，一個沒有什麼慈悲心的人。**慈悲心不是同情，因為同情是高高在上的，是一種二元論：我行，你不行；我好，你不好；我厲害，你不厲害。所以，我可以俯視你。而慈悲心大概就是一種包容、一種欣賞，**是認同萬事萬物的存在皆有因果、皆有流轉，皆有苦楚、皆有喜樂，皆有裂縫、皆有榮光。

是火娃一點兒一點兒教給我這樣的慈悲心。我曾經默認他做什麼都不行——因為他智商低嘛，任何事情，教他他都不可能會；如果不教他，他就更不可能會了。所以他兩歲多時買奶粉送的那雙溜冰鞋，一直都放在家裡沒有動過。我曾經想過去給他報個輪滑班，但是過去一看，別的小孩子都練得那麼好了，那麼聽話，而他連指令都不大會聽，怎麼可能會有老師願意教他？果真也是，有老師一聽就說：「啊，自閉症啊，我可能不知道怎麼教他。」正好，我又省麻煩又省錢了。

搬家來大理時，那雙溜冰鞋本來準備不帶了，但是實在太新了，扔掉太有罪惡感，就一起託運來了大理。結果有一天你猜怎麼著？當屋子裡一堆包裹都才開封正找地兒放的時候，他看到了那雙溜冰鞋，帶著它們去了天台。等我想起來去天台上找他的時候，他已經自己穿上了，扶著天台的欄杆，在一點兒一點兒地試驗，如何把握平衡。

我不知道該用什麼樣的語言來形容我當時內心的震動。我在大理明晃晃的陽光下看著他一點兒一點兒往前挪，時不時鬆一下手，看看自己行不行，摔倒了，就默默地揉一揉自己的膝蓋，爬到邊沿，拉住欄杆讓自己努力站起來，再一點兒一點兒放手，一點兒一點兒往前滑……

他是如此認真，他的整顆心都在練習滑冰這件事上，他整張臉都是帶著光的。我突然覺得，一貫看輕他的那個我，如此渺小，如此不堪，我帶著如此多的標準和評判，我對他期待太多，以至於沒有了期待。我把這個好消息告訴了我妹，她興奮地看了好多遍視頻，說：「他真的好棒，而且，他認真的樣子好萌！」

而之後，他又慢慢地摸索出了如何轉彎、如何避障、如何跨越、如何滑「8」字……天台純野生輪滑，現在他已經可以滑得飛起來了。

除了輪滑，火娃接著又引領我發現了更多。在朋友家玩，他看見了地上的滑板，居然直接踩上去就滑走了。我當即給他在淘寶上買了一個滑板。那時是二月底，正是大理的風季，天台上的風呼啦呼啦地吹，火娃那真是拚命地練習啊！

有一天，他正在練習的時候下雨了，那叫一個風雨交加。如我，馬上躲到屋簷下，對他說：「好冷啊，我們下去吧。」他不。我只能給他戴上一頂帽子。可是帽子只能管頭頂啊。我坐在屋簷下，就那樣看著，他滑了一會兒就停下，抬起手臂用袖子把臉上的雨水擦乾，然後又接著滑，一邊滑一邊整張臉都笑開了花。說沒有感動是假的，說沒有羞愧也是假的。我把這個好消息發上了朋友圈，有一個治療教育的同學這樣回覆：「有時候真的覺得，他們身上有很多特質，讓我們自愧不如。」是啊，與他相比，我是一個多庸俗的媽媽，**我活在焦慮的過去，活在迷茫的未來，我沒有像他一樣，努力地活在當下。**

親愛的火娃，我會繼續帶領他，也謝謝他帶領我。相信我，媽媽們也會長大。這是在孩子們告訴了我們那麼多好消息之後，我們回報給他們的一個好消息。

沒有小孩真的喜歡一個人待著吧

這些年來我聽到過很多對自閉孩子的人際交往狀態的判斷，這些判斷往往是兩極的。

有的人說：「他們沉浸在自己的世界裡是很開心的，只是外人不懂罷了。」有的人說：「絕對不能讓他們一個人待著，要盡最大努力把他們從自己的世界裡拉出來。」有的人說：「他們擁有了和自己相處的能力，長大了說不定會更獨立。」……

都是有那麼一點兒道理的吧，但是應該都只是說對了一小部分。

這些年我陪著火娃長大，並且看到很多很多特殊的孩子，從我目前的經驗來看，我覺得：對於人際交往，儘管他們的能力會低一些，但他們和普通人的需求是一樣的。

成人人際交往最理想的狀態就是：和人待著的時候，我很放鬆，很愉悅；想一個人待著的時候，不被打擾，我也很愉悅。兩者是要互相搭配的，而且要在適當的時候出現適當的環境，不然就會變成「一個人時很寂寞，一群人時很孤單」。

他們也喜歡適度的、讓人愉悅的人際交往。至少火娃是這樣的。說來說去，**把他們當作一個「人」，而不是一個「怪胎」，可能很多事理解起來就沒那麼難了。**

在火娃很小的時候，我是無頭蒼蠅一樣的——不知道該怎麼去引導他，只是一心一意地想著「要把他從自己的世界裡拉出來」，所以現在想來，我的陪伴變成了一種極其可怕的打擾。

比如，他一個人拿彩泥捏東西捏得很歡快，我非要跑過去問他：「哎呀，你做了這麼好看的東西呀？這是什麼呀？快點回答！」

他很無奈地說：「螃蟹……」

我把螃蟹拿起來：「哇！真的好像呢！我們來數一數它有幾條腿，1，2，3，4，5……」

然後火娃就很煩躁地把螃蟹奪過去一把揉掉，或者直接跑開了。

我是不是一個既無知又無聊的媽？

那時，我還因此草率地對火娃下了一個判斷：這個孩子厭學，而且喜歡一個人待著，他不喜歡別人教他，一教他他就不學了。我真是個好可怕的媽，是不是？自己蠢得要死還要怪孩子厭學！自己像個蒼蠅一樣碎碎念，還要說孩子喜歡一個人待著。我真是自以為是。

如果火娃會發朋友圈，他應該會寫：「我忍我媽很久了。法海你怎麼還不來收了這個蒼蠅精？」

此後，我開始學習治療教育，開始真正用心去理解他是一個什麼樣的「人」。我知道了**他和我是一樣的：他並非一直都想一個人待著，他只是在認真做一件事情的時候不希望被人粗暴地打擾。他也並非不喜歡別人教，只是我帶領他和擴展他的方式不對。**

換句話說，如果他表現出來特別不想和人待在一起，而又明顯並沒有那麼開心，只能說明，和在場的人在一起讓他太辛苦了。辛苦的來源，在火娃這裡來自以下幾個方面：

第一，覺得自己永遠在社交中處於弱勢，占不了主動權。

所以我自己帶他上學時，都會讓他帶上他喜歡的一兩個玩具。在課間休息的時候，小朋友想來玩這些玩具，我會讓小朋友自己去問火娃：「火娃，我能玩你的小車嗎？」火娃在我剛開始實施這個「策略」的時候，會直接拒絕：「不可以。」我想，那是他為自己終於能在某方面擁有主動選擇權的一種宣告吧，我理解並尊重他。很棒的一點是，我們那時所在的華德福學校，所有的小孩都被教得很有禮貌，很多事情儘管他們表示遺憾，但也都會尊重火娃。

過了那段時間，他會很樂意地說：「可以。」來問的人愈多他就愈開心，不斷地回答「可以」這件事，讓他特別有自信。

第二，不知道怎麼解決衝突。

他們總是會面對其他小朋友的指責的，當他們的語言沒有辦法處理那些衝突時，他們會更退縮。而如果那些衝突你能教他如何應對呢？事情就不一樣了。

當小朋友對我抱怨：「火娃剛剛把湯灑在我的胳膊上了！」我會跟小朋友說：「你自己去跟火娃說一下這件事，好不好？」

小朋友很生氣地對火娃說：「火娃，你剛剛把湯灑在我的胳膊上了！」我會告訴火娃：「你可以跟小朋友道歉的：對不起，我不是故意的。」火娃就會很乖地說：「對不起，我不是故意的。」有時候還會加上一句「請你原諒我」。

小朋友的世界其實很單純，至少我身邊的小朋友都這樣。他們都會說：「好吧，我原諒你，下次你要小心一點兒哦。」這時我會教火娃說：「好的，我會的。」

有一次下雨，火娃跑過一個孩子身邊時，把泥水濺到了他的臉上，他一下子就哭了。我一邊教火娃道歉，一邊教他說：「我給你拿一張紙來擦。」當火娃笨拙地拿著那張紙，一點兒一點兒給那個孩子擦去泥水的時候，那個孩子反而不好意思了。他很大度地說：「哎呀，不用了，我自己來。沒關係啦！」火娃臉上那個放鬆而愉悅的表情，我記得好清楚，那是一種「原來我也可以這樣」的表情。

我相信久而久之，火娃至少會知道：做錯了事、被人指責，這首先是需要自己去面對和承擔的責任，不能指望所有人都來遷就自己，但是，只要知道如何真誠地道歉，就會被原諒，一切都沒有那麼難；不需要逃避人群來懲罰自己，也不用自慚形穢地覺得「我只會給別人添麻煩」、「所有人都不喜歡我」。即便跟別人不一樣，也要相信自己是可以做一個被人喜愛的小孩的。

有的時候我們會遇到相反的情況，有的小孩會來惹惱火娃，因為衝突都是雙向的。比如，從火娃的手中搶走玩具。如果這個時候沒辦法教他如何面對，他也會變得自卑、逃避人群，畢竟，一個很可悲的現實是，他們從小就習慣了被欺負。

這時，我會教火娃：「你可以告訴他：這是我的玩具，請你還給我。」一般都是可以說通的，可能是他們覺得這個傢伙有個媽在旁邊撐腰不敢不還，也可能是因為我每次都會對別的小孩說：「你可以等會兒再問火娃，可不可以借來玩。」

我想，肯定以後也會遇見不太講理的孩子，不是每次都可以順利要回的，但至少我要堅定地告訴火娃：你可以宣告你的物權，我不會因為你是特殊孩子，便覺得你給所有人添了麻煩，於是對你正當的需求和權利不管不顧。

而且我要讓他知道：不管發生任何衝突，你是可以用你的語言去解決衝突的。你要相信自己有這個能力。相信自己，就是從一次又一次的努力嘗試中成長起來的。

第三，感受到來自成人——老師或者家人的忽略。

在小朋友的心目中，老師是比天大的人物，當他們敏銳地感覺到老師喜歡、看重別的孩子時，他們就會故意躲得遠遠的，並在老師終於想起他的時候，故意惹是生非，意思就是：「你不是喜歡別人嗎？如你所願！」這大概可以在某種程度上解釋「為什麼小孩在家裡表現得很好，在學校裡就各種搗亂」。

來自家人的忽略就更讓他們覺得「活著真的很辛苦」了。在我大理的家裡，時常會有很多朋友過來吃飯喝茶，熟悉的朋友倒還好，火娃喜歡他們，時不時要來湊個熱鬧，他們也會很熱情地跟火娃一起玩。

但如果是接待陌生的客人，我可能需要把更多的注意力放在客人身上的時候，火娃就會跑得遠遠的，但時不時就在我目力所及的地方搞點破壞或者故意做壞事，比如在天台撒尿、把杯子裡的水倒在我們喝茶的桌子上。我還來不及教訓他，他就一溜煙地跑走了……

每當這個時候，我不會讓這件事情就這麼過去，我會及時地把他「抓獲歸案」，告訴他如何用語言表達自己的情緒：「媽媽，我不開心，我想讓你和我一起玩。」我會表示理解，會告訴他「我知道你不開心」，但是我不會遷就他。我會告訴他為什麼不能陪他，那是因為我在陪客人聊天，這是待客的禮貌。不過，我會先幫他找到可以打發時間的方法，比如給他一坨彩泥，告訴他「你可以坐在我旁邊自己捏東西」。並且向他保證，我會在我完成自己的事情之後和他一起玩。

不要低估小孩的輸入能力，至少他們會明白：我的情緒不是被忽略的，我完全可以表達我的真實想法，而且只要我正確表達，就一定會得到別人的理解和尊重。

第四，成人對他們的管束讓他們覺得社交很恐怖。

有一個家長說他的女兒完全不跟別人一起玩，可是自己玩的時候又覺得很無聊。他很想讓她有夥伴，但是不知道怎麼幫助她。

這個家長到我家裡來過，我發現可能有一個他自己沒有意識到的問題：他對孩子的管束實在太多了。即便是同為可以很好理解對方的自閉症家庭，他依舊很拘束，生怕孩子搞破壞，這個不能碰，那個要放回去，連吃一粒瓜子都要「先問問阿姨可不可以」。於是孩子只能百無聊賴地坐在大人的身邊，不時地要求回家。

火娃以前也沒有社交，因為那時我也和所有的家長一樣，生怕他會給人帶來麻煩，生怕他表現不好會被別人用異樣的眼光看。特別是在城市裡，大家的房子都沒有那麼大，擺放著很多的物件，只能在客廳裡玩耍，本身活動空間就已經很小了，還要擔心他做出不合時宜的事情，大人很緊張，被大人盯著的孩子就更緊張。所以，我在重慶的時候，極少極少帶他去朋友家裡玩。

他也樂得自在，誰願意去一個從頭到腳都被約束的場合呢？誰又願意去進行如此恐怖的社交呢？

來到大理之後，我有了一些新朋友，他們都是非常寬容的人，而且大部分都租住在村裡，房子和院子都很大，孩子有非常多的活動空間，還搞不了什麼破壞。所以，我時常帶著他到處玩，火娃也從一個在別人家裡待不住的孩子，變成了一個特別愛串門子的小孩——因為他感受到了社交的愉悅。

一個很大的變化就這樣出現了，你會發現，給孩子更多的空間不會讓他們更放肆、不懂規則，反而，因為他們心情舒暢，會更好地去理解和遵守規則。

火娃現在不管去什麼地方，都不用我提醒，知道別人的臥室是不能隨便去的，知道院子裡是可以隨便玩的，知道玩了玩具走之前一定要收拾好，知道想玩架子上放置的東西需要先徵得主人的同意……

第五，他們受到的評判實在太多了。

這是他們感覺人生最辛苦的時刻，也是讓他們更「堅定」地縮回自己的殼裡的時刻。

當一個普通人聽到別人的評判時，還能吵架、能抗爭，甚至打一架也是可以的。但是，對於語言能力和自信心本就不夠的小孩來說，他們無法對抗成人啊，他們無法對周圍的世界、對別人的嘴做出任何干預啊。那種感覺就像一個人孤零零地置身於野外的風暴之中，整個世界一片混沌，不知道哪裡有路可走，甚至無法移動，只能任其摧殘，連眼淚都流不出來。因為他們下意識地覺得，流淚並不會得到同情，只會帶來更多的評判。

所以，很多遭受太多評判的小孩，會把這種可怕的力量發洩到自己的身上，他們會「莫名其妙」地嗷嗷大叫並用力把頭磕向地板，他們把自己的臉抓得血肉模糊還在哈哈大笑……他們被人欺負、被人糟踐，他們能糟踐的也只有自己了。何其艱難的人生，活著真的好苦啊。

更可悲的是他們可能還會被那些評判他們的人，繼續評判為「這個孩子好可憐，現在精神都有問題了」。

我真的特別厭惡**這些對孩子充滿評判的成人，他們一天到晚把眼睛盯在孩子身上，挑三揀四，為什麼不回頭看看自己，到底懷著多麼大的惡意而不自知？他們的人生已經貧乏到這個地步，需要透過去評判一個弱小的孩子來找到自己的存在感嗎?!**

到底是誰情商低下？是誰沒有同理心？是誰沒有界限？是誰連基本的人際交往規則都不懂？碰見這樣的成人，連我也想一個人待著好嗎！

我們對孩子說的「不」太多了

曾經有一對父母帶著他們的自閉症兒子來我家住了挺長一段時間。那是一個非常帥氣的小胖哥，我們全家人都很喜歡他，包括火娃。在小帥哥很安定的時候，他非常甜蜜又聽話。比如，因為他很喜歡吃飯，一旦聞到飯香，就會光速跑下樓去廚房，不斷跟正忙著做飯的我媽說：「婆婆，要吃飯飯！」我媽說等一會兒就可以吃啦，他也不鬧，也不非要馬上吃到，總是乖乖地答應：「好！」過了一會兒按捺不住又跑來重複：「婆婆，要吃飯飯！」我媽說還需要等一會兒，他又乖乖地回答：「好！」然後端一張凳子老老實實地坐在桌子邊等著。

但更多時候，他是一個靜不下來的孩子。他一直在跑，一直在跳，如果大人不阻止的話，他還可以一直叫，一直笑，一邊叫著笑著，一邊用手指飛快地纏著他手上拿的餐巾紙——無序地玩餐巾紙是他的最愛，也是最讓他父母頭疼的事。他似乎完全沒有辦法安靜地坐下來認真玩兒玩具，也沒有辦法跟隨大人學習。

他的性子非常急躁，看起來有極強的內心衝突。吃飯的時候極快，眉頭緊鎖，會一邊吃一邊大聲給自己配音：「吃菜菜！吃菜菜！吃肉肉！吃肉肉！吃飯飯！吃飯飯！」說一句就看大人一眼，有喜歡吃的菜就恨不得幾口全部吃完，並時刻警惕著這個菜接下來還有沒有剩。這是他面對自己喜愛的事物的態度。面對自己不喜愛的事物，比如當他爸爸一定要讓他爬亂石或走很窄的小路時，他除了一貫的急——急到語無倫次，還會流淚。注意，最多也只是流淚，而不是像孩子們慣常做的那樣痛快淋漓地大哭，更不會一邊哭一邊摔東西。他只是安靜地坐著，抽噎地隱忍著，大顆大顆的眼淚不斷滾落下來。連他父母都說他極少會哭，他爸爸說：「打他罵他他都不會哭，這個孩子非常堅強，但是對他好，他反而會哭。」

說實話，當聽到「堅強」這個評價時，我是有些於心不忍的，因為我不認為這是堅強。一個不到八歲的孩子，這樣的「堅強」太讓人心疼了。以他的年紀和心智，這個時候的他，如果很傷心，最健康的表現是要旁若無人地大哭的。他甚至可以摔東西，可以一屁股坐在地上不起來，可以罵人，可以撲到爸媽的懷裡去打他們。這些表現，有比判斷行為對錯更重要的意義：首先，這代表著一個孩子對成人的信任，他們確定父母的愛可以允許自己釋放情緒；更重要的是，**孩子在選擇用大哭這種明顯的方式來向成人發出**

邀請——請來陪我，我需要你。只有當一個孩子認為自己是值得被愛的，確信大人是無條件愛自己時，他們才敢發出這樣的邀請。

所以，那怎麼是堅強呢？那是他的心在說：我很孤單，我感覺不到被愛，我不信任你。而為什麼不信任，為什麼他對父母的怕大於愛？經過多日的觀察和溝通，我和他的父母達成了共識：一個很重要的原因是**他們對孩子說「不」的頻率，實在太高了**。

滑冰的時候，父母會說：「不要叫！我喊你不要叫！再叫就不准滑冰了。」

想讓孩子配合自己做一件事時，父母會說：「不准玩兒紙，給我放下！聽到沒有?!安靜！」

孩子好不容易配合著玩兒了一頁自由貼圖時，父母會說：「你這個沒有貼對，喊你貼這邊，這邊！」

成人毫無意識的否定語是如何一點兒一點兒封住孩子的心，讓他對父母只剩懼怕的？父母說他無法跟隨，靜不下心來學東西，可是想想我們自己，也並不想跟隨自己根本不信任、不親近的人啊。所以，父母是該學習一下怎麼跟孩子說正面的話了。

滑冰的時候，我帶著那個孩子，他每次控制不住大叫的時候我都會讓他暫停一下，先幫他把他想說的話說出來：「滑冰的時候我好開心！」接下來是：「溜冰鞋說，哎呀好吵呀，我已經頭暈啦，分不清方向啦！」「我們需要小聲一點兒，才能和溜冰鞋一起好好玩兒哦。」其實，這樣跟他說，他會很快安靜下來。一旦他安靜下來，我們就可以繼續滑，等他控制不了又開始持續大叫的時候，再跟他說：「溜冰鞋說，我好累呀，我想安靜地休息一下，然後再一起玩兒。」

也許會有父母覺得，像我這樣好好跟他說，和讓他「不要叫！安靜！」效果並沒有什麼差別，他都會聽從，然後再控制不住，再聽從，如此不過是一個循環反覆。但從另一個角度來說，既然並沒有什麼差別，那麼為什麼一定要用「不」的方式來說呢？更何況，兩者之間是有著非常重要的差別的，**一味地說「不能」，只是在告訴他「你做得不對，你不夠好」，這是在消磨一個孩子的自信心。而用正面的話，可以不斷提醒他把飄散出去無法控制的「我」，拉回到他正在做的事本身**：我正在滑冰，我需要和我的溜冰鞋一起好好相處，而且我是可以做到和溜冰鞋好好相處的。這就是我們需要幫助這些注意力太分散的孩子做到的一件很重要的事——讓他回歸當下，和他當下正在做的事產生連結。

我和這個孩子玩貼紙時，他也會一直玩餐巾紙。我想讓他配合我時，不會命令他放下餐巾紙，而是會跟他說：「哇，這個餐巾紙看來很好玩兒的樣子哎！借我玩兒一下嘛！」他下意識地變得非常緊張，害怕我也會強制他，但我只是找他借，他不借我就挨著他跟他「撒嬌」：「求求你啦，借我玩兒一下嘛！」這個身體接觸的動作多來幾次之後，他就明顯放鬆下來，於是我順利地拿走了那張紙，然後把一個七星瓢蟲的貼紙貼到了他的手背上：「一隻小瓢蟲爬到你的手上啦！」這時他的注意力已經集中在了瓢蟲貼紙上，完全把餐巾紙拋諸腦後了。

兩者之間的差別在哪裡呢？命令他放下他正在玩兒的餐巾紙，只是告訴他：「你玩兒的東西毫無價值，你是錯的，我很不喜歡。」這樣是很傷孩子的自尊心的。我們要先肯定他，理解他珍惜一個玩具的心情，再用更讓他感興趣的東西和方式帶領他走到另一個方向。在他對貼紙感興趣的時候，我會接著讓他做自由貼紙。那是一個農場，農場裡可以隨便貼上很多動物，還有動物的房子。一開始他完全是亂貼的，因為長時間地被壓制訓練，他只想迅速地完成任務，根本沒有看自己貼的是什麼，比如隨手把一隻蝴蝶「啪」的一下拍在紙上，然後趕緊找我拿下一張，再隨手把七星瓢蟲快速地隨便貼到一隻綿羊的上面。但是我不會像他爸爸那樣糾正他，我會說：「唔，一隻蝴蝶飛上了小狗的房頂！」「哇，七星瓢蟲爬到了綿羊的背上！」——把他每一個無意識的動作加上一個正面的「意義」，就是在肯定他、帶領他，持續把他無意識的自我拉回他正在做的事中。

持續這樣做之後，我發現這個孩子在慢慢變得更有意識——他就在父母的驚訝中變得非常能跟隨成人了。我們一起分享各種動物貼紙，讓一隻隻的「小瓢蟲」飛到我們的指甲蓋上、鼻子上、額頭上、耳朵上……中途他也會出錯。比如，他媽媽讓他給她的鼻子貼一隻瓢蟲，但是他連續兩次都貼到了媽媽的額頭上，她就一直說：「鼻子！貼鼻子！」

當時我沒有當著孩子的面告訴媽媽應該怎麼說更好，畢竟要在孩子面前保持家長的權威。其實更正面的說法是：「一隻瓢蟲飛到了我的額頭上！又有一隻飛上來了！謝謝你，寶貝。現在我的鼻子也好想要一隻小瓢蟲。」如果孩子當下有點模糊，媽媽不妨指著自己的鼻子發出這個指令，稍稍給他一點兒輔助。後來我一說，他媽媽就知道了這兩者的差別，同樣是先肯定他正在做的，再帶領他去往另一個方向。

一味地糾正，只會讓他變得愈來愈急躁，他會想：「我怎麼就是做不對呢？我為什麼做什麼都是錯的！」做為成人，**不要直接告訴他「不能做什麼」，更重要的，是要告訴他「你可以做什麼」、「你可以怎麼做」**。比如，火娃是特別愛玩兒水的，他在最近一年裡特別愛把水從一個杯子倒進另一個杯子或者瓶子。現在還給自己加了難度，在倒入容器中時，會把一隻手的手指幾乎併攏，然後讓水從兩根手指的狹小縫隙中流下去。每次他外公看到都會罵他：「又倒水！不准倒！」火娃的情緒一下子就會上來。而我則會給他限定他能使用的容器：「你可以自己選擇兩個杯子或者瓶子，而且玩兒完了媽媽希望你把杯子和瓶子放好，把桌子抹乾淨，可以做到嗎？」他會討價還價，比如，希望能夠多加一個杯子，沒問題，我們會一起商量規則。這時候火娃的情緒會非常穩定，玩兒得很開心，而且最後會完全遵守我們共同商定的規則。

我不會對他說太多的「不」，而反過來，我在一點兒一點兒教他對我和其他人說「不」。

「我不知道。」

「我不會。」

「我不想這樣做。」

「你這樣我很不喜歡。」

「我不開心了。」

……

一個孩子，應該是可以對大人說「不」的，這是另一種對自我的信心和對他人的信任的建立。有一句話是這樣說的：一個人能量的百分之八十，是透過眼睛得到和流失掉的。這句話可以部分解釋為什麼我們要花費那麼多的時間去訓練自閉症孩子的眼神。可是我想說，最好的訓練永遠不是訓練本身，而是來自成人的有技巧的愛，只有正向的愛才能潛移默化地帶給他們信心，而信心才能讓他們打開雙眼。

所以，我常常會觀察孩子們的眼睛，不僅僅是自閉症孩子的眼睛。如果我發現，他們和父母之間可以很舒適自在地進行眼神交流，他們看向父母的時候，是喜悅的、自然的，而不是察言觀色，不是畏懼，不是退縮，那麼即便他們對陌生人暫時是沉默寡言和迴避的，我也會覺得這個孩子的基礎非常健康。他們一定得到過很多正向的支持，而且他們有很多可以發展的空間。因為親子關係是一個人生命的源頭，如果他們與這個源頭有著很好的連結，還有什麼困難可以造成困擾呢？這種巨大而源源不絕的能量是足以幫助他們對抗任何風雨的。

反之，如果這個孩子，和動物、和友善的陌生人、和小夥伴玩耍時眼神都很自然，卻唯獨在父母面前迴避眼神接觸，甚至帶有一些懼怕，他們做很多事時都要先察言觀色，我就知道他們的親子關係並沒有那麼親密，他們一定從父母那裡得到了很嚴苛的負面管教。也許他們表現出來的是一個人人稱道的循規蹈矩的乖孩子——很多成人以擁有一個循規蹈矩的乖孩子為榮——但我會對他們有更多的擔憂。

芭芭拉曾經說過這樣一句話：「乖孩子內心的傷是最多的，他們需要更多的關注。」當「乖孩子」們慢慢長大，遇到愈來愈多的困難時，從父母那裡得不到足夠多的能量的話，他們會非常孤單，特別是自閉症的孩子。隨著年齡漸長，普通的孩子會發展出新的友情、愛情、親情，去彌補小時候的缺憾；而**對自閉症的孩子來說，來自親人的理解和支持，幾乎是他們一生的力量源泉。**正因如此，我在帶火娃的過程當中，向來是把親子關係放在首位，我不會將他的任何進步，建立在對我產生迴避的基礎之上。我希望他和我玩耍時，永遠都像現在這樣，是笑咪咪地看著我的，他滿臉滿眼都是信賴和喜悅的樣子。這就是我最大的成就。

孩子，我知道你想說什麼

對於特殊孩子，大家的印象可能都是：一身怪脾氣，滿嘴火星文。不瞭解他們的人，根本不知道他們為什麼生氣，又為什麼開始胡言亂語。

其實，每個情緒、每個行為的背後，都是他們在試圖跟成人說話。所以，做為陪伴者，不管是父母還是老師，我們得用心去理解他們，要知道在那些看起來摸不著頭腦又討人厭的言行背後，他們到底想說些什麼。

火娃出現最強烈的情緒問題的時候，就是我決定來大理的前一段時間。

那時他在寄宿，每週一送過去，每週五接回來。以前還好，週末都挺開心的，但是漸漸地，我發現他不對勁了。吃著吃著飯，他會突然拿起勺子用力地敲打桌子，青筋暴起的那種敲法，一邊敲一邊咬牙切齒，嘴裡還發出「呃呃呃呃呃」的聲音；玩著玩著玩具，他會突然把玩具丟得老遠，這還不夠，還要撿起來，把它用力地掰開、弄碎，然後又大哭著要我們給他安裝好；他可能一言不合就開始打人，小拳頭就像石頭一樣，攢足了勁兒，一拳下去，大人眼冒金星……

我要崩潰了，我束手無策，我不知道他到底發生了什麼，他內心真正想告訴我的是什麼。當時我只是覺得：這個孩子要廢了……

後來，我、我爸媽都去瞭解了一下才明白，應該是學校老師的變動做了那個催化劑。以前學校裡有幾個他很喜歡的老師，還有一個對他很耐心的婆婆，但是那段時間，老師和婆婆相繼離職了。原本他就很難接受寄宿，但如果學校裡有他很喜歡、連結很好的人，是可以抵消那種淒涼感的。現在，喜歡的人不在了，他所有的負面情緒都被激發出來了。

瞭解完原因之後，我心疼得要死。因為我知道了，他所有這些所謂的「行為問題」，都只是在告訴我：媽媽，我好難過，我好憤怒。

有非常多非常多的委屈壓在他的心裡，以他的語言能力，他說不出來，他也無力反抗我們對他做的一切決定。他只是個那麼小的小小孩啊。

我以前真的虧欠他好多，把他送去寄宿這件事情，儘管還是那句話：重來一次，當時的我，也依舊別無選擇，但這件事給他帶來的巨大傷害，我難辭其咎。可我能怎麼樣呢？那時我剛離婚沒多久，我得去工作、賺錢，賺更多一點兒的錢。

白天上班，晚上接外稿，寫微電影的劇本、電視台的各種文案，週末去給電視台的各種節目做嘉賓，有時候一坐就是七八個小時甚至全天，鏡頭對著你呢，你得腰背挺直、巧笑倩兮，還要保持頭腦敏銳不能走神，等開車回到家的時候，覺得整個脊梁骨都已經僵掉了。

當然，還有抽空刻意進行的一切社交活動。我把我所有的時間都填得滿滿的，我不讓自己有一個人閒著的時間。

那時的我，虧欠他到甚至沒有勇氣伸手擁抱他。如此傷害一個孩子，讓他那麼小就感受到被媽媽拋棄，領略到世界的無情，擁抱一下就能解決問題嗎？

在那半年的時間裡，在重慶那座城很多的道路邊，都曾經停留過一個我，把車停靠，一支接一支地抽菸，哭到不能停。嗯，在家人和同事面前，還是要保持微笑。

然後，就有了那個他拚死抗爭拒絕去上學的週一早晨。於是，就有了那個突然也不突然的決定：遷居大理。

買好了全家人機票後的一天，我一個人帶他去家對面的公園玩，我坐在石板凳上，他在我腳邊的草地上撿石頭。我們靜默無言。

有一刻，我看見他小小的、瘦瘦的背影，就特別想哭。那時四下無人，我就那樣很自然地走過去，坐在他旁邊，輕輕地摸了摸他的頭髮，眼淚一下流了出來。我說：「火娃，媽媽對不起你，我不該送你去學校寄宿。現在媽媽不再工作了，我已經買好了機票，我們要坐飛機去大理玩了。以後，媽媽會一直陪著你的。」

也許是我的淚水太多了吧，他很吃驚地扭頭看著我，一會兒看看我的眼睛，一會兒看看我滴上眼淚的褲子，一會兒看看滴上眼淚的小草，伸出小手去觸碰上面的淚水。那可能是他人生第一次，真實地看到一個人的眼淚是如何流動的，而且會流得這樣多。

可是，漸漸地他著急起來，因為看我一點兒都沒有要停的意思……

他原本是坐著的，後來開始跪在我面前直起了身子。他伸出手，伸到我的臉上、我的眼睛上，一直抹，一直抹，一直抹……然後更多的眼淚就繼續湧出來，我摸著他瘦瘦的肩膀，說不出話來。

他突然撿起腳邊的一塊白色的景觀石頭，拿到我眼前，那麼急切，差點兒撞上我的鼻尖。他看著我的眼睛說：「小石頭！一個小石頭！」

我破涕為笑，這就是我十月懷胎生下的那個內心充滿了愛的孩子啊！他如此愛我，如此擔心我。他在用這種方式告訴我：「媽媽，你別難過。」

我接過那塊小石頭，親吻他。我說：「你是擔心媽媽，是嗎？」

他怯生生地摟住我的脖子，但是沒有靠近我，依舊擔心地看著我的眼睛說：「是。」

我說：「那你可以對媽媽說：媽媽，你別哭。」

他迫不及待地說：「媽媽，你別哭。」

我趕緊擦乾眼淚，笑著說：「媽媽不哭啦！這塊石頭很漂亮，謝謝你！」

他一下子就笑了起來，從地上爬起來興奮地繞著我跑了一圈。

我想，他是因為我聽懂了他心裡的話，而且我好好地接受了他的善意吧。

孩子們需要大人去用心解讀的時刻，非常非常多。如果誤讀，如果忽略，會讓孩子有「全世界都沒有辦法理解我」的孤獨感，因為對小小的他們來說，我們就是全世界。

有一次，我和朋友帶他去西雙版納玩，去野象谷的那一天非常熱，我看出來他已經有些不舒服了。然後，他突然就開始發笑，是看起來有些莫名其妙但是會讓人以為他很開心的那種笑。那時我也不舒服，坐在路邊的樹蔭下歇了口氣，看見他突然這樣，我趕緊站起來去問他：「火娃，你是不是不開心了，你不想繼續走了是不是？」

他一下子就哭起來：「是！」從笑到哭，秒切換。

我摸著他的頭安慰他，看著他的眼睛說：「媽媽知道了，你不開心可以直接告訴我的。」

他哭著抱住我：「媽媽，我不開心！」

「那我們找個涼快點兒的地方去玩水，等一下阿姨他們看完了表演我們就開車回酒店好不好？」

他明顯鬆了一口氣，趕緊拉著我，催促我走：「好！」

儘管他還是很不舒服，但是在接下來等其他朋友逛完，並走回車邊繼續等待的起碼一個多小時裡，保持著很安定的情緒，耐心地等待著。因為他知道，媽媽理解他。所以他也會用忍耐的安穩來回報我。

朋友吃驚地問我：「你怎麼知道他不對勁的？」

我說：「在一個根本沒有任何嗨點的時刻，他突然很努力讓自己嗨起來，就代表他已經非常不舒服了。」

像這樣的「我幫你說出你真正想說的話」的事情在那次旅行期間發生了很多次。有一天，朋友忍不住感歎：「你真的好懂他。」是啊，連我自己都覺得，我在很多時候很懂他。雖然一個人和另一個人之間不可能有完全的懂，但我在盡力而為。

以前我不懂，一方面是那時我還沒有很認真地去學習治療教育，那時的我是真的搞不懂；另一方面是因為我確實沒有花那麼多時間陪他，即便陪著，也是肉身陪著，精神上和他沒有什麼連結，那是一種不用心的陪，是一種「我對你負責任」的陪。用不帶著心的眼睛去陪，就根本發現不了那些背後的真相，那些都是有脈絡的，斷了那個脈絡，你就會不知所起，不知所終。

這兩年來，我和火娃之間關係的變化讓我知道，**真正的傾聽是不需要用耳朵的。**

因為，在孩子身上，特別是在特殊的孩子身上，我們肉眼看到的和耳朵聽到的，都帶有一定的欺騙性。

隨便舉幾個火娃的例子，就可以知道，當媽多不容易，當特殊孩子的媽多不容易。

這簡直是需要綜合素質高到特工級別才能幹的活兒啊。

「我要吃糖！我要吃很多糖！」背後的真實是：我不想讓你在家裡寫稿子，我想讓你騎電動車帶我去兜風。

把一桶水全部倒在天台上，而且倒在我能看到的地方，一本正經地說：「我在玩魚，魚在游泳。」背後的真實是：你的朋友該走了，怎麼在我們家跟你聊這麼久！

在課堂上突然發笑，說：「媽媽，你好美呀！你長得像個美羊羊！」背後的真實是：我實在不想上數學課，我覺得我學不會。我們來剪紙或者玩貼紙吧！

集體做遊戲的時候，明明會的動作故意裝作不會，而且裝作聽不見老師的聲音，自言自語擾亂秩序。背後的真實是：媽媽，我很擔心我做不好，我怕他們會笑我，而且這裡真的好吵好吵，我的耳朵已經快要受不了了，你乾脆讓沒用的我離開吧！

我能做什麼呢？**我能做的只是告訴他：你要說的話，我都聽懂了。可是，親愛的火娃，我不會一直遷就你，我不會什麼都由著你的性子來，我會讓你做你能做的事情，我會鼓勵你去完成你能完成的事情。**

如何應對孩子的「壞情緒」

情緒問題，大概是家長們最擔心的問題了，有個大姊姊說話比較直接，她這樣表達自己的擔心：「蠢一點兒有啥？我蠢我不影響誰啊！人際交往不行有啥？沒朋友我一個人玩兒嘛。有情緒問題，小的時候還好，大了那就真是帶不出去了，只能鎖在家裡。」

話糙理不糙，說得雖然直接，卻頗有道理。前文已經說過，當時帶火娃來大理，就是因為他的情緒問題已經很嚴重了。

前十幾年我聽情感傾訴，看了太多抑鬱、焦慮和痛苦，也看到太多人遊走在自殺的邊緣，選擇永遠離開的人也不少。深感**一個人能否好好地活在這個世界上，是要看她是否能夠「感到」幸福，而不是按照社會的標準「得到」幸福**：比如上了好的大學，有一份好工作，老公賺錢，孩子健康。因此，很多憂鬱症患者都不被家人理解：你都條件這麼好了，還有什麼不滿足的，你到底想怎麼樣？「感到」幸福和「得到」幸福，這兩者中間關鍵的差別，是一個人的心靈是否安穩。

所以，時至今日，包括以後我陪伴火娃的這一生，我都會把他的情緒以及我倆的親子關係放在首位。如果取得任何進步，要以犧牲他的情緒為代價，我都認為那些進步不值得追求，至少不值得急功近利地追求。餘生很長，我們不必被這個高速發展的世界催促著往前走，我們可以慢慢來的。

但是，以我這些年帶火娃的經歷以及我與那麼多家長的交流，我發現，關於「到底什麼是壞情緒」和「壞情緒如何應對」，我們是缺乏認知的。總結幾條個人感想與大家分享。

第一，發脾氣不等於壞情緒。

每個小孩，或者說活在這個世界上的每個人，都會發脾氣，都應該發脾氣。發脾氣是我們排解情緒的一個非常健康和必要的渠道。我們成人遇到特別傷心的事情時，號哭買醉不是常事？成人夫妻吵架時，不也一哭二鬧三上吊、摔鍋打碗的？

但特殊孩子的家長往往如驚弓之鳥。有在我家裡住過十幾天的家長，看到過兩次火娃發脾氣，兩次都是他已經很睏了，還要繼續玩兒玩具，而且也已經到洗澡睡覺的時間了。如果是我來處理，我會告訴他可以再玩兒五分鐘，我們把鬧鐘定上，**給他一個規則的同時給他一個緩衝**。但因為外公外婆的處理可能比較硬性，直接讓他不要玩兒了，所以他就生氣了，開始哭鬧。我來介入處理的時候，他已經不依不饒了，同意他繼續玩兒玩具都不幹。

我問：「所以你現在就是很想哭一會兒，是嗎？」他一邊哭一邊說：「是!!!」我說：「好吧，那你就好好哭一下，媽媽在這裡，你隨時可以來找我哦，五分鐘後再去洗澡睡覺。」

其實，還沒到五分鐘，他就一臉睏得受不了的樣子了，哭也漸漸變成假哭。於是，我給了他一個台階下，拉他去洗澡，他一開始還哼哼唧唧，但是熱水澡一洗，就開開心心地去睡覺了。

這樣的哭鬧在我看來，是太正常的一件小事，所有小孩都是會借題發揮鬧一鬧、撒個嬌的，他們只是有一點兒委屈，需要大人的陪伴。但是，住在我家的客人就非常替我擔心，他說：「火娃的情緒問題很嚴重啊！」

所以你看，對於「情緒問題」的理解，每個人都是不一樣的。

他的小孩之前在康復機構，每天早上老師們都會讓小孩子肆意地大喊大叫很長一段時間，然後再來進行一對一的練習。我當時聽了覺得這樣真的很好，對於語言不好、內心壓抑很多的特殊孩子來說，每天能夠給他們二十分鐘可以很放肆地揮灑精力和抒發情緒的時間，對他們後續安靜地坐下來配合大人學習是非常重要的。但是他不能理解，他甚至連小孩鬧五分鐘都無法忍受，度秒如年，他覺得放任只會讓小孩更瘋，他需要一個「聽話的乖孩子」。

那麼，什麼樣的情緒才是壞情緒？我覺得，**「反常」才是壞情緒的標誌，哭鬧並不是唯一的判斷標準。**

比如：完全沒有預兆的或者持續太久的大哭大鬧、大喊大叫，甚至自殘。

之前我籌辦過芭芭拉在大理的治療教育營隊「明瓏項目」，其中有一個環節是父母跟隨老師學習，而孩子則一對一地跟著陪伴老師去爬山。有一個陪伴老師說，她帶領的孩子前一秒都還在開開心心地爬山，後一秒突然開始崩潰大哭，用頭去撞地，她手足無措，只能伸出手墊在地上，讓孩子的頭不受傷。芭芭拉感慨地說：「很多時候我們確實不能理解到底為什麼，他們也許是聞到了某種記憶中讓人痛苦的味道，也許是一聲鳥叫觸動了什麼，甚至是突然想起了五年以前的某件事……這些也許我們一輩子都無從得知，但是我們可以做的，就是在當下陪伴他們，保護他們不受傷害。」

還比如：受到了委屈，或者受了傷，表現出來的卻不是痛苦，而是大笑，或者過分的安靜。他們沒有哭鬧啊，看起來情緒很好啊，但是，因為太「反常」，所以這可能代表情緒有更大的問題，他們需要大人更多一些的關注和傾聽。

第二，成人的壞情緒，更像龍捲風。

很多時候我們會發現，當孩子情緒上來時，成人是更無法自控的那一方。經常是：孩子原本是哭一會兒就好了，但因為成人粗暴地介入，孩子要麼恐懼發抖不敢哭了，要麼被嚇得從五分鐘就好變成哭三十分鐘還沒停，夜晚還要作噩夢。

當然，「一點就著」的成人也不會好過，孩子鬧一下，可能造成成人持續多日的負能量爆棚——自己內心不穩的成人，是最容易被孩子控制住情緒的。

所以，我時常說，**相比「一切為了孩子著想」，成人首先要滿足自己的需求，讓自己內心平順、安穩，才是更重要的事。**不然陪伴只是壓力，技巧都是空談。就像第一條裡我說的，並不是只有哭鬧才是壞情緒。同樣地，對於成人來說，壞情緒也有看起來截然相反的表現。

特殊孩子的家長，我覺得有兩類特別需要關注自己更多一些。有一類是太糾結於如何把孩子的「不正常」變為「正常」，整日裡陷進去爬不出來。孩子怪叫一聲大人就頭暈，玩兒一下手指大人就要崩潰，加減乘除教一萬遍也不會那就更不得了了，時時刻刻都感受到什麼叫絕望。這樣的家庭氛圍，恐怖氣息太濃重了，沒有人能獨善其身。你會發現這樣的一個成人背後，往往還伴隨著夫妻不睦、和老人的關係失和，工作也不會讓人太愉快。成人還可以深夜痛哭、吃大排檔、唱ＫＴＶ買醉，孩子呢？孩子們連哭鬧五分鐘大人都覺得他們有情緒問題要去管教，深夜痛哭只怕要被當成精神病患了，他們又該怎麼活……

還有一類是開始過於美化自己的孩子和生活。所以，我現在真的特別抗拒「他們是星星的孩子」、「他們是純潔無瑕的天使」這一類的說法——如果這些說法不是讓家長們更接納自己的孩子，而是變成一種美化的話。過分的美化本身，就是一種不接納和放棄。

確實，每個小孩生下來都像天使，但這些「天使」不是只需要懸浮在半空撲撲翅膀，什麼都不用對他們做，他們就會自己長大的。成人需要看到他們的優點，但是不要過分美化他們的優點；需要正視他們的缺憾，也要學習如何去帶領他們盡量彌補缺憾——比如，你可以說特殊的孩子沒有心機、心靈純粹，但是你也得承認他們需要更多人際交往技巧的練習，他們需要更加瞭解這個世界的運作，他們需要經歷一些挫折，他們不能永遠被保護在一個溫室裡。

而且，不管是普通小孩還是特殊小孩，他們怎麼可能一直都是天使？睡著了還差不多！更多時候他們就是一個在地球上活蹦亂跳的、可恨可氣又可愛的小魔鬼呀！調皮起來真的特別討厭，特別讓人煩，特別討打！承認、正視、接納、引領，這就是成人為人父母需要承擔的責任和需要去和孩子一起成長的功課。

第三，如何解決壞情緒？

陪伴和傾聽是首要的。成人要知道，孩子所有的壞情緒，其實都是在向成人發出懇切的邀請：請來陪伴我，請來理解我。先撫摸他們，耐心地告訴他們：爸爸媽媽知道你很難受，我們愛你。讓他們知道父母永遠是值得信任的人。接下來，才是根據每一個實際情況具體去做的工作，比如給他們緩衝的時間，比如告訴他們可以做什麼。

但我在這一篇裡要分享的**最重要的一定是：給孩子一個盡量簡單而規律的生活。只有一個長期持續的規律生活，才能讓大人和孩子重建一顆安定的心。**

我的朋友在孩子最焦慮的時候，每天帶孩子上四個課程，白天是感統訓練、語言治療、個人電腦課，晚上還有音樂治療。她在一個很堵的大城市生活，每天帶孩子輾轉四個地方，花在路上的時間超過五個小時，堵的時候七八個小時也是可能的，日出而作，日落很久很久了還沒息。

這個有沒有規律？有，但這是一個很可怕的規律，太複雜，壓力太大了。大人、孩子，累得連看都不想看對方一眼了，在家裡和老公也是吵得雞飛狗跳，她覺得付出和得到太不成正比。一個成人，都已經那麼那麼累了，何況是一個才幾歲的孩子？每天這樣被拖著輾轉大半個城市，他也會覺得人世艱難吧。

關鍵是，四個機構，四個課程，四個老師（或者八個、十六個，甚至更多，因為機構裡不可能每個小孩的每節課都是同一個老師來上），四種或者更多種完全不同的標準、說話方式、教育模式……換了大人，就像在一天之內跑四個地方，開四個參與人和主題都截然不同的會議，而且這些會議的主題都是你很困難才能理解的，但是每一個都需要你全神貫注去配合，不然你的老闆就會懲罰你，給你臉色看，你會不會迷惑？會不會焦慮？如果你連續一整年，甚至連續很多年，每一天都這樣做，你會不會崩潰?!

在父母看不見的內心深處，孩子一定早已崩潰。只是，他們中的很多人，從小就經歷嚴苛的訓練，他們已經習慣了被當作機器，他們以為這就是人活著註定要走的一條荊棘叢生的路。

另一種不規律的生活是頻繁地轉學。基於那個「六歲以前是黃金恢復期，十二歲以前都還有得救」的所謂「常識」，愈小的孩子愈被父母寄予很高的希望，一發現「據說理念更好」、「據說孩子恢復得更多」的機構，就撲上去排隊，試用短短幾個月，甚至只是一個月，「沒有效果」就立馬換下一家。

有一個媽媽，在帶著她的孩子兩進兩出一家機構時，那家機構的負責人瞭解到，算上最後這一次，他們在發現孩子患有自閉症的短短三年間，已經換過十一次機構，終於拋棄一貫的溫文爾雅撂了極狠的狠話：「以後不要再來了！有你們這樣的父母，這個孩子一輩子都不會好！」

這位媽媽在微信電話裡嚎啕大哭，直哭到鐵石心腸的我都忍不住流下淚來。我非常非常非常理解她的難、她的急，換十一次機構，看起來瘋狂的舉止背後，是一個完全不知道怎麼辦才好，只想盡所有能盡到的努力，讓孩子能變好一些的可憐的母親。

我記得我當時跟她說的是：「孩子的進步，不是在很短的時間就能看得出來的，需要漫長的積累，而且這個積累最好是貫穿始終的，你不能跳來跳去的。如果我告訴你，火娃前一天還不會數數，第二天就可以突然數到一百了，緊接著我們就開始著手做加減法了，你會覺得別人家的孩子進步很大吧？但是，在那一天之前，我教了他整整一年，他都是搞不清楚的。還有，一套貼紙遊戲書，也是前一天還需要我提醒，後一天突然把我推開，一個人完成了剩下所有的任務，而且那些任務都是我留著準備最後做的最難的部分，他基本就是掃一眼就知道該怎麼做，動作飛快，你也會覺得那是別人家的孩子吧？可是，在這一天之前，我陪他玩了整整六個月，玩了整整六本，在這六個月裡，他只是感興趣，但幾乎每一張都需要我輔助。如果我在那一年和那六個月裡，因為他沒有太大進步就放棄了，怎麼可能等得到一年後的那一天和六個月後的那一天的開心呢？」

後來我與這位媽媽失了聯繫，她很久都沒有更新朋友圈，如果她能看到這本書，我希望她是採納了我的建議的：給孩子確定一所能和老師好好溝通的學校長期待下去，並且將家中的教導方式，與學校保持高度一致，給孩子一個盡可能簡單而連貫的規律。比如，如果在學校，吃完飯後是需要自己收拾碗筷的，那麼在家中，請讓孩子也這樣做。

不要擔憂太多的未來，認真地活在當下，未來自然會來的，**一顆安穩的心，可以支持我們接納任何一種未來。**願我們大家，都能好好地感知安穩的幸福。

你要明白：有些事，孩子是真做不到

有一天，一個素未謀面的家長跟我聊天，她說在機構裡感覺要瘋了。

其實，她個人是很接納孩子的狀態的，也是很能看到孩子的進步的。可是，機構裡焦慮的家長實在太多，每次孩子們在裡面訓練，家長們在外面等的時候，大家討論的主題基本都是一個大類型：如何能以最快速度把孩子變正常？

她現在不大敢發言，因為她總是有些格格不入。有一天，她只是忍不住說了一句：「我覺得他挺正常的，一定要去台上唱歌跳舞才正常嗎？」整個氣氛就一下子降到了冰點。

漸漸地她被排擠，家長們覺得，她是那個攪渾水的「後進分子」，有的家長甚至當著所有人的面說：「你在耽誤孩子。」

可是，她說：「我覺得耽誤都比那樣好。」

她說的「那樣」，是她有一次在朋友的社區等人，偶然看見在亭子裡有她認識的家長，正在捏住孩子的兩個肩膀，不住地搖晃，痛罵孩子。那天下著雨，又冷，整個中庭都沒有人。她不知道如何面對那個場面，於是躲在了樹後。耳朵裡傳來的是：「我跟你說過多少遍！你怎麼又做錯了？這你都不知道！你是豬嗎？你這個沒用的東西！」孩子在一邊不住地大聲號哭、尖叫。

她說：「當時我的眼淚忍不住嘩嘩地流，我覺得我們的孩子活在這個世界上，太苦太苦了。我好討厭好討厭那個媽媽。」

我曾經和她有過相同的經歷，我也曾經好討厭好討厭一個媽媽。她總是大聲地責罵孩子，她的孩子總是手足無措，情緒問題當然也很嚴重，會突然大哭，會拿頭撞牆。我覺得，她要求孩子做到的事情，是一個自閉症孩子根本就做不到的，甚至是一個普通孩子都不可能完全做到的，比如，她強制他一定要集中精神，強制他一定要學會她教的所有知識。

可是有一天，我看見有一個人在這個媽媽又大聲責罵孩子的時候，溫柔地擁抱了她。這個媽媽當時就哽咽了，是那種萬千委屈從喉嚨滾過的哽咽。她說：「我這些年……他爸爸又不管他……都是我的錯……都是我沒有教好……」

當時我的胸口一下子就痛了起來，我瞬間一點兒都不討厭她了。我知道，**她一定一**

定經歷過我們不知道的「這些年」。就像我們所有父母的「這些年」一樣，充滿了太多說不出來的委屈、軟弱、絕望、悲涼……即便這本書有十多萬字，「這些年」都依然欲語還休。

當我放下這樣的成見，去默默關注她的朋友圈時，我發現她確實不是我們一開始認為的那樣。她還是會時不時很崩潰，但她一直在反思，她會跟孩子道歉，會讓自己一點兒一點兒學習如何鼓勵，而不是強制；會學習看到孩子的進步，而不是盯著他的缺點。她在很努力地學習放下執念。

我給那個在雨中流淚的媽媽分享了這個故事。我說：「其實，不管是你，還是我，都會有很崩潰的時刻，都會想：我付出了這麼多，為什麼你還是做不到？」

她發來帶著哭腔的語音：「我不討厭她了，我現在只有心疼，心疼我們所有人。**這個世界上沒有一個孩子的媽媽是容易的。**謝謝你告訴我這個故事。」

身為照顧者，我想我們每個人都曾經不止一次，甚至不止一百次、一千次、一萬次犯過這樣的錯誤吧——「你為什麼做不到？」

你為什麼做不到分清鞋子的左右？

你為什麼就是不會繫鞋帶？

你為什麼不能好好地坐在椅子上聽課？

你為什麼背不出課文？那一篇才幾十個字而且已經念了起碼一百遍了！

你為什麼不會算基本的十以內的加減法，甚至學不會數數？

你為什麼就是搞不懂「你」和「我」？

你為什麼不能放棄那些刻板的自我刺激動作？

你為什麼非要自言自語？

……

可是他們真的就是做不到，他們也許以後會做到，只是也許。但是當下，他們就是沒有辦法做到。就像我爸以前會經常說：「火娃就是不認真，他一認真什麼問題都沒有。」我媽則會糾正：「不是他不願意認真，是他沒有辦法。」現在我爸已經能理解他了，很多時候，他是真的做不到。

身為最有可能理解孩子的父母，大概最重要的功課就是判斷孩子眼下稍微踮起腳尖能做到的是什麼吧。接納當然很好，但沒有幫助和帶領的接納，並沒有太多的意義。因為那樣的接納只是變相的放棄：你這輩子就這樣了，我們都別想太多。

我是最近兩年才真正懂得「穩步，慢行」的涵義的。

我會經常鼓勵他：「媽媽相信，你可以做到的。」

在我寫這篇文章之前，火娃剛剛如有神助般，把兩幅四十八格圖上缺了的二十塊拼圖拼好了。

以前他是連一幅小圖上缺兩三塊都不知道拼在哪裡的。他只能接受在平板電腦上拼圖。我想電腦和紙質書的拼圖，大概運用的是大腦裡兩個不同的區域。

在教他拼圖的時候，我已經能基本做到不急（當然有時候還是會想，不行了，我要打你）。因為**我很清楚，他能做到什麼，不能做到什麼。我說「我相信你能做到」，是真的覺得那件事他可以踮起腳尖，努力一下就能做到。**

比如，他也許能做到的是：一點兒一點兒，一點兒一點兒，反覆地練習，學會拼圖。

他肯定不能做到的是：突然一下就學會紙質拼圖。現在想來，他從只能拼兩小塊，到突然可以拼一整幅，幾乎是跨越性的。再一次說明，我們教給他們的東西，他們都吸收了，只是表達的方式和時間與普通孩子不一樣，他們不是一點兒一點兒把進步展現出來的。「好像一下子就學會了很多東西」，在很多自閉症孩子身上都會出現。

所以，帶領這樣的孩子，真的是急不來的事。火娃就是這樣一個對「智性學習」很艱難的孩子。所有他擅長的，都在一些動用感官的靈性的領域。

曾經我想教他拼音，我覺得這樣會讓他能閱讀更多的字。但是後來我發現這對他太難了，而且，既然認識漢字對他來講並不難，現在他已經能進行很簡單的閱讀，那麼我為什麼非要逼迫他去學習這麼抽象的知識呢？

閱讀，是另外一個需要我去清晰判斷「他能做到」和「他不能做到」的領域。

他能做到的是：從最簡單的、他感興趣的課文開始跟讀、背誦。透過這樣的方式，練習語感和發音、記憶，並從中看到自己認識的漢字愈來愈多，為自己感到驚喜。

他不能做到的是：認識他所背的課文裡的每一個字。他也不能做到，從一個目不識丁的文盲，突然就變成一個愛看書的好兒童。

而在進行所有的學習時，注意力集中，當然是另外一個他沒辦法做到的事。

畢竟他是這樣一個感官敏銳的孩子，小風吹過，小蟲子爬過，都會讓他分心。他甚至能聽到我根本沒辦法聽到的聲音。

我記得，有一次他又專注地側耳細聽，我根本拉不回來，乾脆問他：「你聽到了什麼聲音？」

他很確定地說：「打鼓的聲音。」

那天我們在朋友家，確實外面的街上有賣非洲鼓的攤位，但是離得真的還挺遠的，至少憑我的耳朵，是根本聽不見的。

所以，我如何能讓他「注意力集中」呢？他沒辦法應對灌進耳朵裡的所有的聲音，他甚至必須時不時關閉聽覺，來保護自己。

我只能更耐心，讓我自己的帶領方式更有趣，到足以能從外界吸引回他的注意力。

火娃還有「邊緣視覺」的特點。他也許是覺得自己不需要，也許是不能承受太多，所以很多時候，他是不會像普通人一樣去認真地看一個事物的，他掃一眼就覺得夠了。這樣其實會讓很多人覺得自己沒有被重視，也會讓老師覺得他「不認真」。

比如，當我們集體在用模子來做月餅的時候，他一副完全不想看示範，也根本不想聽步驟的樣子。當天確實孩子們太興奮，聲音對他來說實在超負荷了。他堅持待了一會兒，就跑出門去。

當我把他叫回來，希望他能完成自己的那一個月餅時，他卻快速地按照正確的步驟完成了。也就是說，儘管看起來他沒有看，也沒有聽，但其實他只是快速地掃了幾眼，或者用餘光看了一下，他就已經掌握了他要學習的步驟了。

而我知道有的孩子是視覺爆炸型的，當我們在看一個東西的時候，眼裡只有那個東西，而他們則會看見全部，所有的信息撲面而來。

有的則會看見所有的字都在書上跳舞，這不是一個比喻，這是無法擺脫的可怕的真實。

天寶・葛蘭汀（Temple Grandin）是美國一位畜牧學專家，她算是世界上最有名的自閉症人士了。在她的書《我看世界的方法跟你不一樣——給自閉症家庭的實用指南》裡，可以看到很多她分享出來的關於自閉症的一些感覺問題，比如：有的人會因為視覺深度扭曲而感到上下樓梯特別困難；有的人一旦進入噪音集中的地方（如超市）就會耳朵疼，瀕臨崩潰；有的觸覺過於敏感以至於衣服的縫線都能讓他們的皮膚感到疼痛和灼傷；有的人看到的世界就像萬花筒，全都是碎片，而有的人又像從狹窄的紙筒裡看出去一樣，只能看到局部。

每個自閉症的孩子，都會有這樣那樣的感覺失調，這讓他們很多事情都做不到。他們中的很大一部分人，都沒有辦法向成人表達自己的真實感受，即便有幸能夠表達，普通的成人也只會覺得：你在說謊，你就是不想做。

不被理解的孩子，才是最委屈、最孤單的人。

我至今也不敢說，我是一個能做到理解他的媽媽，因為兩個普通人之間，都不可能有完全的理解，何況是我和無法流暢表達的他。但因為我至少理解了這種委屈和孤單，比我身為一個自閉症孩子的媽媽的程度更甚，心中的疼惜和不捨，應該會帶領我一點兒一點兒更接近他吧。

不嚴厲，則溫柔無意義

有一天，不記得是和K聊啥，大概是說，有些與人交往的技巧、規則、分寸等，是不管父母怎麼教，都不如別人來給一點兒小教訓讓孩子長記性的。

她舉了一個例子。

有一次，她帶著孩子小S去市場，攤位太多，小S就一直伸手弄這個弄那個，阻止了一次，下次又來，根本沒辦法好好買菜。最後，他要去弄一個老奶奶的米。

那個老奶奶和別的攤主不同，她直接把生氣擺在了臉上。K就很興奮，裝作沒看見，走遠一點點，默默地給老奶奶鼓勁：「你不要只是罵他，他聽不懂，你快去打他！」

可是老奶奶只是在那裡嘟囔嘟囔，連伸手阻止都沒有。

她好失望。最後她去帶小S離開，老奶奶又操著聽不懂的白族話跟她抱怨，她帶著一點兒嬌嗔地跟老奶奶說：「你打他嘛！」

事後她跟我講：「真的好想那個老奶奶能打他一巴掌呀！別人打和我來打，效果肯定不一樣，會更長記性。」

老奶奶可能想：人家的娃娃怎麼好下手？我能怎麼樣？我也很崩潰啊！

夏天的時候，我們共同的好友L過來，我們一起帶孩子們去溫泉，又聊到這個關於「別人需要給他們一點兒教訓」的話題，我說：「我們一定要隨時提醒自己，要假裝那不是我的孩子。」

L的孩子七歲，他暫時還沒有學會用語言溝通。那天他似乎很喜歡泳池裡的一個小女孩，就一直跟著她，坐在她的旁邊，笑咪咪地看著。小女孩被看得不大好意思，就一直躲，然後兩個人就一直不停地換位子，你去哪裡，我就跟到哪裡。

L說：「怎麼辦，我覺得那個小姑娘已經要煩死他了。」

她馬上又告訴自己：「不不不，我不能插手，我要在一邊玩手機，我要假裝那不是我的孩子，我要給機會讓別人來告訴他：你再喜歡我，離這麼近也是會讓我不舒服的。」

最後，不知道小姑娘說了什麼，也沒有看到到底是不是發生了什麼，總之，小姑娘已經在泳池的另一邊玩了，而L的孩子看起來一點兒都不難過地放棄了繼續追逐，開始在泳池裡愉快地觀摩其他的小朋友玩耍了。

假裝不是自己的孩子，這一點其實我自己也很難做到。

帶著特殊的孩子，不自覺地，就會怕給人添麻煩，也擔心他們會受傷，所以，確實是會把他們看得比普通的孩子緊很多。而且，因為他們的語言表達能力沒有那麼好，很多時候，我們會情不自禁就代替他們發言或者教他們如何說話。於是，很多明明可以從別人那裡得到的教育，就很難得到了。

我們把他們照顧得太好了。

今年中秋節的時候，朋友們來我家吃飯。飯後我們一起帶孩子出去散步賞月，走到一處停著車的路邊時，火娃突然伸出手，拍了一輛車的引擎蓋。

他很迷戀車。停車場是他最愛去閒晃的地方，這個摸一摸，那個拍一拍，他認得幾乎所有車的品牌。

但他從來不會傷害車。以他的力道和對車的喜愛，拿手拍一下，當然是不會給車帶來任何問題的。

可是，車主們不會這麼認為。我也開車，所以我很理解那種感受。當我們坐在車裡的時候，車的外殼已經不是一個獨立的東西了，它在某種意義上就像我們的另一層皮膚。我們明明知道，路過的人拍一下我們的肩膀，甚至摸一下我們的頭，不會給我們帶來任何傷害，但我們還是會有被侵犯的不適感。

而且那天火娃拍的那個車裡面，男司機正靠在坐墊上玩手機，火娃那一拍，把他嚇了一大跳。

他騰地坐起，開門下車，生氣地指著火娃說：「哎，你這個小娃娃，你幹什麼?!」

朋友離他最近，馬上連聲道歉。

司機又嘟囔了一句「你這個小娃娃，搞什麼搞」，就扭頭上車了。

前後不到半分鐘。

我是這件事情完畢之後才覺得好後悔啊，我錯過了一個多好的「假裝不是我的孩子」的機會！

我跟火娃說了很多次：「我知道你不會傷害車，但是人家不知道，碰別人的車，車的主人是會不高興的，所以，即便非常想碰，也要先確認車子裡面和外面有沒有人。」

這麼多年了，我是第一次遇到願意專門下車一趟來教訓小孩子的人，多麼難能可貴！而我居然只是在朋友道歉的時候，傻乎乎地看著。

這時我應該把已經逃離現場的火娃抓住，一把推過去啊！

請接受來自他人的批判。

我不覺得溫柔和包容可以解決所有的問題。孩子是需要嚴格甚至嚴厲教導的，他們做的很多事情都是在試探那個邊界，他們需要成人告訴他們界限在哪裡。

有一次朋友說，她已經跟老師溝通過很多次了，在小孩犯錯、做不合時宜的事情的時候，他們一定要對小孩嚴厲一點。比如，集體就餐的時間，他必須坐下來和大家一起吃飯，他可以吃得少，他可以吃得慢，但是他得安靜地坐下來。他不能在這樣的時刻到處跑來跑去影響別人，然後沒到下一個飯點的時候又鬧著要吃。

她甚至給老師演示了如何去做：對於這個精力過於旺盛、很難按住的孩子，你可以很用力地握住他的肩膀，讓他感受到你比他強大很多。男孩子是很需要服從一個權威的，當他帶著一些臣服看向你的眼睛時，你要很堅定地告訴他，他應該做什麼。

她想跟老師表達的是：在學校裡，他就不再是我的孩子，他是你可以完全放手正當地去管教的學生。

可是，老師似乎很難做到。他們總是在擔心，擔心嚴格會招來其他家長和老師的投訴，擔心這樣會不符合學校的規定。

畢竟，這是一所充滿愛的學校，一所讓孩子釋放天性的學校啊。

可是，我覺得，**不嚴厲，則溫柔無意義；無規則，則釋放無意義。**

能夠做到對他人嚴厲、很清晰地明確規則，是需要一個人非常有自信心的。

他必須有很清楚的意識，知道自己在說什麼、做什麼，能確定說的和做的是正向、有益的。而且他要有信心去把他的嚴厲控制在合適的程度，有信心把控自己，而不是被一個小孩子的頑皮牽著鼻子走，有信心自己不會越界。他還要有信心去面對有可能帶來的討論甚至辯論，說別人是錯的，那最好證明自己是對的。

這是我在很多成人，包括我自己身上都經常看不到的東西。

沒有自信心的人，口頭禪通常是「沒關係」、「都可以啦」，給人的印象通常是

「溫柔」、「好脾氣」，他們是「好好先生」。

以前，我在面對別人的孩子時也是這樣的。

調皮的熊孩子在家裡超級大聲地吼叫，我內心說著：「你能不能閉嘴！」嘴裡說出的卻是：「哎呀，小孩子都這樣啦。」

沒有界限的孩子跑進我的房間，居然還說「你的房間怎麼這麼亂」，氣死人了，我內心說著：「哼！我又沒有邀請你進來！」嘴裡說出的卻是這一句：「是哦，真的是挺亂的。」

小孩對著我罵髒話，我心裡很不舒服，覺得應該指出來他這樣說話是不對的，卻又怕人家的爸媽不舒服，就只是默默地裝作沒聽見走開了……

而在我真正開始學習做一個老師的時候，我發現一些改變在慢慢地發生。我慢慢地不再是一個純粹的媽媽的視角，我慢慢地相信自己，我真的是一個老師了——雖然嚴格來說我的學生一直只有火娃一個人。

認為自己有資格做一個老師，這大概也是一種自信心的復甦吧。

於是，近期來我家的小孩就沒有那麼多「好日子」過了。

我會提供很寬容的環境，但是，我有清晰的邊界，有主人的規則。

然後，我就發現一些有趣的不一樣，關於家長。

有的家長從一進門開始，就一直在和孩子說話，告訴他們這是什麼，那是什麼，這個不能碰，那個不能碰，我根本就插不進去話。這樣的小孩子一般都會比較拘謹，做為一個主人，我沒有機會跟他們對話，也就談不上任何限制，但他們往往是早早地就主動提出要離開的。他們感覺到不安適。

而有的家長似乎能在短短幾個眼神和幾句話的交流中，就與我達成某種默契。他們放心地讓我成為真正的主人，讓我來和孩子對話，告訴他們，在這個新的環境裡，你可以做什麼，你不能做什麼。

記得有一次，一個爸爸帶著他的女兒來大理旅行，順便到我家玩，那也是一個譜系的孩子。我們是第一次見面。

在一樓，這個爸爸讓想直接跑上樓的她先等一等：「我們需要先問一下阿姨要不要換鞋。」

我稍微低下頭，看著小姑娘的眼睛，說：「不用換鞋，請跟我一起上去吧！」

過後那個爸爸告訴我，其實就是那一刻，讓他瞬間和我有了一種默契，知道在我家可以不用管孩子太多了，我會帶領她。

我覺得奇怪，我不知道是哪裡起了作用。他說：「因為我在代替她問你，而你是很自然地看著她回答。很多人都會下意識地迴避和特殊孩子的直接交流，即便是特殊的家長，但是你似乎有一種天然的信心，你不懼怕，你覺得你能和他們交流，你也相信他們即便不回答，也能聽懂。」

我的腦子裡又響起了那一聲「叮」。

這是連我自己都沒有意識到的一個改變。是的，我似乎真的愈來愈不懼怕和任何類型的特殊孩子相處，這就是信心吧。我只懼怕管得太多的大人。

那天，我處理了一個這個小女孩和火娃的小衝突。全程，她爸爸都很配合地在一邊喝茶，沒有插話。

上樓的時候，火娃正在用小積木拼裝他的小車，小女孩也很想要，她直接就去搶了。

我牽過小女孩的手，說：「嗯，我知道你也很想玩這個小車。但是這是火娃正在玩的，你需要先問他可不可以借。」

她很乖地問：「可不可以借？」

火娃直接回答：「不可以。」

我說：「火娃說不可以，那我們現在可以先玩其他的玩具，阿姨家裡有非常多很好玩的玩具哦！我們可以耐心地等待，也許過幾分鐘，我們就可以和火娃交換玩具了。」

我拿出了一套更大的積木。我故意選擇了火娃也很愛的一套，那是一個遊樂園。

小女孩很開心地玩了起來，現在換成火娃糾結了。他站起來走到小女孩的旁邊，一副很想兩個都霸占的樣子。

我和那個爸爸都「陰險」地笑了起來，等著看他怎麼辦。

火娃也伸手了，想把那套積木拿走。

我很堅定地阻止了火娃：「不可以。這是妹妹正在玩的，你也需要等待。」我把火娃的凳子移到桌子的另一頭：「現在，請你坐下來玩自己的玩具，我定一個鬧鐘，十分鐘後，你們再來決定要不要交換積木。」

有了這個規則和可以期待的時間，兩個孩子變得很安適，他們坐在桌子的兩頭，一邊玩自己的，一邊時不時看看對面，有一刻，他們甚至害羞地相視而笑。

十分鐘後，鬧鐘響了，他們順利地交換了玩具。

事後我和這個爸爸達成的共識是：小孩是會欺負軟弱的大人的。

或者說，不是欺負，而是**一旦他們敏銳地察覺到了大人的沒有原則、沒有信心，他們就會無所適從，會下意識地覺得這個大人不會公平、公正，是不值得信任和跟隨的，他們的所有權利都只能靠他們自己去爭取。哭鬧、搶奪，一方面是試探大人的底線，另一方面也是他們為自己爭取盡可能多的好處的方式。**

為什麼說小孩是鬼靈精？因為他們還保有靈性和超強的直覺，他們也許無法表達，但可以一眼看穿你的內心。所以大人有什麼理由不修練自己？不然，一下子就被他們打敗了！

如何正確地「毆打」一個孩子

有時候，看見火娃特別可愛，我就會拍照、拍視頻發朋友圈。一片評論都是：「看這個孩子笑得，真乖，真好！」「你這媽當得可真有耐心！」

隔著螢幕的我對著手機陰笑。

現實中的朋友們也經常說：「平心而論，即便和普通孩子比，火娃都算很聽話的了。」火娃確實算聽話，因為他也會長大。以前不聽話，是因為以他那時的理解能力，他真的聽不懂我在說啥……

比如，他吵著要買車，我說明天或者週末我們去超市買，他就迷糊了：「明天」是什麼意思？「週末」又是什麼意思？我不管！我現在就要！馬上拿到手才是真的！

現在他能聽懂了，就變得很聽話，很懂道理。可是，這是因為我有耐心嗎？如果火娃會看朋友圈，他應該會扯起嘴角吧。

那麼為啥火娃還算聽話呢？為啥火娃懂道理呢？那是因為他太瞭解我了，他知道我可是沒有什麼耐心的人！以至於有一天，朋友K看到一張截圖，說的是加拿大聯邦政府「教你如何打孩子」，馬上就發給了我。

裡面有幾條「毆打」的規矩我記得當時引發了我倆熱情洋溢的討論：

1. 兩歲以下的兒童絕對不能打，超過十二歲的兒童也不能打，也就是說只有兩歲到十二歲的兒童可以打。因為兩歲以下的孩子太小，不會從體罰中明白什麼道理，而十二歲以上的孩子完全有比體罰更好的教育方式。

——我記得當時我的第一反應就是：「我們趕緊的，沒有幾年好打了。」她則說：「不要擔心，畢竟這是加拿大的規定。」

2. 關於體罰部位和方法：絕對不能打孩子的頸部或頭部，只能打孩子的屁股；不能使用皮帶、鞋子或衣架等任何物件抽打，而只能用手打；打屁股時必須五指分開，不能有角度，不能打出任何印記或瘀傷。

——我覺得其實除了屁股，手板心打起來也很順手啊，而且因為有面對面的目光接觸，「啪」的一聲響起的感覺也是不輸打屁股的威懾力的。至於頭……我是真打過，萬幸我身在中國，不然牢飯都吃了好久了。

3. 體罰的原因必須是為了更好地教育孩子，並非發洩憤怒或不滿，而且體罰不能對孩子的身體造成持久傷害，不能是非人道或是有侮辱性的。

——朋友認為其實對於情緒不容易冷靜的孩子來講，打未必不是一種很好的幫助。

「有時候小S發脾氣他自己都控制不住，我打他一下他才會安靜下來。」火娃也是，每當他全面開始手部刺激動作，加上滿嘴胡言亂語時，我就知道他腦子裡現在基本等同於幾千匹馬呼嘯而過了，這時不管我說啥都插不進去。有時候我會放任他，因為他也有很需要痛快地自言自語的時候。但是如果當時我們正在上課，那不好意思啊寶寶，你媽要給你一巴掌了。「啪」的一下下去，他就立馬回神，問他：「醒了沒？」他會眨巴眨巴眼睛，坐端正，乖乖地說：「醒了。」

人家是真的被打醒了。我們真的不是在一本正經地胡說八道啊。

其實，如果父母是愛孩子的，打孩子本身是完全不會給孩子帶來任何心理陰影的。不管什麼樣的孩子，都有特別靈性的一面，他們的本能就可以判斷父母的行為背後代表什麼。

孩子痛恨的、念念不忘的，是你不愛我，你還打我。

我舅舅直到六十多歲癌症去世，都沒能原諒我外公。因為在我舅舅念小學的時候，有同學誣陷他偷了筆，但他明明沒有偷。外公當時應該也是人生很艱難的時候吧，根本聽不進任何話，把舅舅一頓暴打，據說打到兩個月才下床。可想而知那是多麼嚴重的傷。那時營養又缺，父母又忙，他躺在床上兩個月，我都不敢代入那時小小的他，心裡到底有多麼悲傷和絕望。

那一頓打，讓舅舅的心停在了小時候。他疼了一輩子。這不是打得狠不狠的問題，不能簡單地換成「只是打了幾巴掌」就沒事了，因為這是一個父親選擇根本不相信自己兒子的問題。

我覺得，打孩子這件事情本身是溫和的、中性的，它是好還是不好，只在於打的人帶著什麼樣的意識去做。

首先，不得帶著太多餘的情緒，不然你疾風暴雨一頓怒罵加暴揍，他們領會到的只是你的情緒，他們會覺得你在亂發脾氣。這時他們甚至會想：「哦，我應該沒有錯，只是我媽這時想發脾氣罷了。」確實也有很多時候，只是大人心情煩躁想打人，孩子剛好就成了那個出氣筒吧。

你可以打，你的語氣可以很嚴厲，也可以很冷靜，但總歸是要讓他們很清楚地知道，他們到底做錯了什麼，為什麼這樣做是錯的。父母不能陷入自己的情緒，被情緒拉著走。

我當然是犯過這樣的錯誤才知道這樣亂發脾氣是沒用的。比如，火娃自從來了大理，在廣闊的田野上尿過幾泡野尿，就覺得這樣是理所當然的了。那真是跟小狗一樣，看見一棵樹就想上去尿一泡。而大理朋友們的院子裡，總是有草有樹的……

有一次，他趁著我們大人在聊天，光天化日之下就開始歡天喜地地尿尿了。我一下子火就上來了，幾巴掌把屁股打紅不說，哭也不准人家哭，就在那裡大聲對他叫：「跟你說了多少次，你沒長耳朵嗎?!」

半點用都沒有，下次照舊。過了一陣子，我突然意識到，我得先改變自己。於是，有一次他又要脫褲子的時候，我拉住他，很嚴肅地指著身後的路告訴他：「你是大孩子了，在很多人面前尿尿是非常不禮貌的行為。以後在外面，如果你想尿尿了，要先問我可不可以。」

於是他問我：「我可以尿尿嗎？」

我說：「不可以。因為現在有人經過，你可以堅持一下，憋到阿姨的客棧再去尿。」

他說：「好。」然後一溜煙兒地跑了，跑到朋友的客棧裡直接一頭扎進了廁所。

此後，他時不時還是會忘記這件事，我當然是會打的，因為他不該明明知道是錯的還要做。不過，往往是我的巴掌還沒下去，他就趕緊道歉：「我錯了。尿尿應該去廁所！」

如果野外真的沒有廁所，我會教他，先看看四周有沒有人，或者選擇的那棵樹、那叢草後，還有沒有人能看到。有人看到就不行。

小孩子是很知道對錯的，有的時候他們完全知道自己的行為該不該被懲罰，如果沒有懲罰，他們會覺得自己遵守的規則變混亂了；有的時候他們不完全知道，他們需要大人幫助他們建立規則。總之，適時適當的懲罰，其實是會讓他們很安心的。

當然，前文已經說過，有時候孩子的行為是在跟大人說其他的話。大人需要帶著更多的理解。如果我發現，他當眾尿尿只是為了引起我的注意，覺得被我忽略了，我會幫他說出他真正想說的話：「如果你是想讓媽媽陪你玩，你需要直接來跟我說：『媽媽，陪我一起玩。』但是這樣尿尿，絕對不可以。」

其次，一定要就事論事，當下解決當下的問題。有時候孩子的錯明明是很小的，只是大人聯想到了孩子以前犯過的錯，就火氣加倍。

比如，小孩在吃早飯的時候，要了一個大的饅頭，但是又吃不完，偷偷把它扔到了桌子底下。這只是一件很小的事，只需要告訴他們，實在吃不完要跟大人說，而且以後一點兒一點兒地拿就好了。但如果你突然想到，昨天晚上這個傢伙也是，盛了一大碗飯，最後吃不完偷偷倒進了廁所裡；昨天中午也是，盛了一大碗湯喝不完居然直接倒進了你的碗裡……又想到這個孩子怎麼總是讓人這麼不省心，我為他付出了那麼多他怎麼一點兒長進都沒有！接著就是我為什麼要結婚，我為什麼要生下他!!!

你愈想愈氣，昨天忍著沒有發的火，跟老公吵架沒吵贏的火，加上今天的起床氣一起發作了。你不僅打了他，說不定還忍不住自己先哭了，覺得自己的人生好可憐。

這時候孩子會弄糊塗的，**他們根本不知道你有那麼多翻江倒海的內心戲！他們會想：「這是怎麼了？我只是丟了半個饅頭而已啊……」**

還有，大人要有大人的樣子，打錯了的時候，要誠懇地道歉。

記得有一次，火娃捏死了一隻螳螂。其實，我小時候也會虐待小動物，我會和同伴一起，把從家裡找出的粉紅色的小老鼠放到烈日下的水泥地上曝晒，看著牠們爬也爬不動地死掉；還會把我媽扔掉的廢舊注射器和過期藥品撿回來，給藥品像模像樣地灌上水，搖一搖，再用注射器吸出來，打到小青蛙的肚子裡，打到脹鼓鼓的，最後青蛙當然也就那樣死掉了。

如果那時候我被敏感的大人關注了，應該也會被戴上「殘忍」、「以後要走歪門邪道」的大帽子吧。但其實本質原因只是我的童年實在很壓抑，我在藉這種殘忍的玩法來釋放自己的情緒，而且玩過了之後，就再也沒有興趣了，也會漸漸知道這樣做是不對的。

可是火娃在做這些事情的時候，沒有我那麼好的運氣。我小時候父母是不管我的，但他不一樣，我雙目炯炯地看著他。而且，他已經玩死過很多小昆蟲了。

我在那個死螳螂身上，加了很多很多死去的小動物的無辜冤魂……於是我打了他的頭。他下意識地一躲，沒注意我就把他的耳朵刮了一下，應該是很疼很疼，他疼得捂住耳朵哭了起來。於是，我趕緊給他道歉，檢查他的耳朵，等他不疼了的時候，跟他好好聊了一下。「對不起，我不應該這樣打你。你可以原諒我嗎？」

他有些傷心，但還是說：「可以。」

「謝謝你原諒我。但是，我要告訴你，當你在捏那隻螳螂的時候，牠也是和你一樣疼的。牠也有耳朵，有眼睛，有身體，有腳。牠也有媽媽哦。牠和我們人是一樣的。媽媽不希望你去傷害小動物。」

他沒說話。

「現在我們一起去把牠埋起來，你也給螳螂道歉好不好？」我又接著說。

於是，那天他誠懇地對著那隻死螳螂說：「對不起，我錯了，請你原諒我。」

當然，如果他們從此以後就真的完全不想傷害小動物，那就是大人太理想主義了。他們畢竟只是小孩，需要很多重複的經驗。但是至少，當火娃控制不住自己的力道真的傷害到牠們的時候，他會馬上告訴我：「不能這樣做，瓢蟲也會疼的。」你看，他已經知道了。

而在他和小昆蟲玩的時候，我儘管會擔心，但再也沒有說過一句「不准弄死」，因為這是一種增強、一種提醒。我每次都只是輕描淡寫地說：「你在和小昆蟲玩呀？牠有很美麗的翅膀，也許牠正要去找牠的媽媽，你要照顧好牠哦。」「你可以和牠玩，但是等一下記得把牠送回家哦。」

他真的就會好好和牠玩，要走的時候，會把牠放在手心裡，找到一片樹葉，小心地放上去，然後跟牠說再見。最後，我發現，隨著他一天天長大，真的已經不需要那麼多體罰了，寫這篇文章的時候我想起我已經很久沒有打過他了。

不管是怎樣類型的孩子，他們都會在自己的軌道上一天天長大，這樣慢慢地，他們就會長到加拿大聯邦政府所說的「完全有比體罰更好的教育方式」的十二歲了。

在這個過程中，大人也一起長大就好。

愛好真的可以培養嗎？

火娃最近的新愛好之一是撿鐵絲。好鐵絲一概不要，只撿曾經被人擰過，然後又剪開的那種彎彎繞的鐵絲。那些破爛玩意兒在他眼裡，要麼都是好東西，要麼隨便捏一捏、改一改造型，也都是好東西：螃蟹、烏龜、章魚、海馬、竹節蟲……

我們逛街，他在撿鐵絲；我們聊天，他在撿鐵絲；我們爬山，他在撿鐵絲；我們聚會，他還是在撿鐵絲……

有一天，朋友來家裡吃飯待到比較晚，我們在天台上聊天喝茶，他在一邊滑冰。我家的天台只有三分之一有燈光，他居然在那麼黑漆漆的夜裡，不知道從哪兒撿到一小團生鏽的細鐵絲，興奮地告訴我們：「一隻章魚！」

不說不覺得，一說還真是像得很。朋友第一反應是感歎：「小弟，你這眼神兒也實在是太好了。」然後很認真地問我：「你說在火娃的眼裡，是不是所有的鐵絲都是自帶光的？眼睛一睜開，精準掃描，一坨都跑不掉。」

帶不帶光我不知道，精準掃描我是相信的，以前那個「掃描儀」只能掃出各種憑我們的肉眼根本看不見的小動物，還必須得是活的。現在多了個選項，沒有生命徵象的廢鐵絲也在數據庫裡面了，算不算一大進步？不想了，不想了，當務之急是趕緊點開淘寶給他買兩捆鐵絲，自己想擰出個啥就擰吧。

除了撿鐵絲，火娃現在還有一個新愛好是用小積木拼裝車，那叫一個沉迷。在家我都不敢給他，我全放在教室裡，下課和午休的時候才可以玩兒，於是每堂課的效率都好高啊。

以前家裡都是大顆粒的積木，他是不怎麼玩的，我也就一直沒有什麼動力去給他買樂高。因為我太瞭解他了，這個人在「我要玩兒什麼」這件事上極度有主見，他才不會給你機會讓你去幫他培養愛好呢。

如果語言能力夠強，他應該會很不屑地說：「不好意思，你們大人覺得愛好是可以培養的嗎？好自以為是啊，如果你覺得你可以培養一個小孩的愛好，那恭喜你，你只是恰好有一個機會，發現了我潛在的愛好是什麼。」嗯，我的兩千四百元鋼琴課學費，就是這樣白白打了水漂的。

有一天，去朋友家，他突然翻出人家的一小箱樂高，如獲至寶，像模像樣地自己拼了一晚上，有樓，有加油站，有花壇，還拿了一輛小卡車停進兩個花壇之間。我這才知道，原來他不是不玩積木，是不喜歡玩大顆粒的積木。

於是我趕緊從淘寶上買了一堆小顆粒積木，是各種警用車。才拿出一個給他，目前已經玩了半個多月了。而且隨時都能讓我嚇一跳，就那麼二三十個小零件，一小袋，原來卻可以這樣拼一個樣，那樣拼又是一個樣……難以想像，我這種立體幾何可以輕鬆考滿分的數學課代表、應試教育下的學霸，玩兒起這種空間想像的遊戲來，卻基本等同於一個廢人。

在很多方面，我是只配站在路邊給火娃鼓掌的人。或者說，我們倆的搭配就是這麼奇怪：我會的他全都不會，而他會的我也全都不會。有時候我根本不知道，是他天性就是這樣不務正業，還是我讀書讀傻了。因為我是真的只會讀書不會玩兒，所以這些年來，是火娃一直在給我不斷創造發現他愛好的機會，是他在一步步告訴我：媽，我看起來很會玩兒這個！你要不要給我拓展一下？

一歲多時，他捏泥巴的能力已經讓我望塵莫及。我不知道原來可以隨手裹一裹、捏一捏，就是一個小蝸牛；我不知道隨便捏一坨，插上一根小綠枝就是一個胡蘿蔔。我只會搓湯圓……那些年家裡消耗最大的除了玩具車就是彩泥了，一年幾十罐地買。

那時他還在走寫實的路線，追求的是「特別像真的」，現在開始走怪裡怪氣的路子，我已經有些看不懂了。比如，以前做個螃蟹，那是可以讓別人一眼就看得出來「這是螃蟹」的；現在捏螃蟹，是薄薄一整片，只有兩隻螯勉強能辨認。

我頭疼地問：「你做的這個是啥？」

他說：「螃蟹。」

「螃蟹……怎麼這麼扁？牠怎麼了？」

「死了。」

「天哪，死得好慘的樣子，牠是怎麼死的？」

「被車軋死的。」

哦……怪不得這麼扁，已經連螃蟹的媽媽都不認識牠了。

說實在的，我真的是一個很傻又懶、玩樂神經極度不發達的媽。我覺得他自己一個人玩兒得那麼開心，那就自己玩兒吧。我以前根本不知道要想辦法從他的愛好出發，去拓展他。

比如，後來他迷上了小動物，特別是昆蟲和水生動物，迷了幾年，我都那樣隨便他玩兒，沒管他。後來，我的朋友J聽說這件事，馬上就送給他一個昆蟲觀察器……

我收到的時候覺得好羞愧啊，怎麼人人都比我有悟性呢？於是週末我趕緊帶著那個昆蟲觀察器陪他一起去野外找蟲子，並網購了一大堆有關昆蟲的書給他。在野外捉到小昆蟲，我們會帶回去，或者拍一個小視頻，回家對照著書來看，牠是什麼，牠有些什麼習性。

對了，這個教了很多年卻怎麼都學不會數數的人，我就是透過數水生動物和昆蟲讓他漸漸有了點兒數的概念。這個八歲多還只知道瞎玩兒、大字都不識一個的人，在很短的時間內就認識了一群動物的名字：螃蟹、龍蝦、蠍子、青蛙……

輪滑、滑板那些事兒，就更是我搞不懂的了。有一個和我一樣根本不敢站上滑板的傻大個兒朋友還問過我：「這娃的平衡能力到底哪兒來的啊？怎麼能就這麼自己會了呢？」

當了他這麼多年的媽，我也不知道啊。

有一個除了念書啥也不會玩兒的媽就是有這種好處，看啥都覺得：哎喲，你好厲害啊！所以，他是來補我的缺陷的。

很多人可能會覺得，即便有那麼多的愛好，但是一樣都不精，一樣都不足以出人頭地。那又怎麼樣呢？我覺得，我們發現愛好，最重要的一個目的，就是用愛好的「愛」字去對抗人世的虛無。至於這個「愛」字，到底是入門級別的，還是高階的，都不重要。愛得開心最重要。

我年近四十歲了，這些年做記者，見了那麼多的人，聽了那麼多人的故事，我深刻地明白，身為一個普通人，**是否能夠在三十五歲以後還活得比較灑脫、愉悅，不是取決於你有多麼成功，而是取決於你還具不具備發現生活的美的能力，你還能不能對很多新鮮的事物保持好奇心，你對人間還有沒有「活著真是太好玩了」的感受。**

人生短短幾十年，相比成為一個特別成功、擁有「拿得出手」的技能的人，我更希望火娃成為一個隨時隨地都能發現這個世界的精彩，能夠很享受活在人間的樂趣，內心充滿喜樂、安寧、憧憬和好奇心的孩子。而且，有時候我會覺得我的懶，真的並不是一無是處的，我真的不是給自己辯解。

在火娃剛剛學會野生輪滑的時候，我曾經想過給他找一個輪滑老師——那時他還不會轉彎，也沒法滑很快，不會煞車，更加不會玩花式。可是火娃保持著一貫的「我不想有人來教我」的冷酷，即便是在這個我以為他如此喜歡，應該可以讓老師來介入的領域。那位老師似乎也並沒有和他產生好的連結的可能性——看得出來，他對這樣的孩子有本能的恐懼，他沒有信心。火娃敏銳地感知到了這一點，所以並不喜歡他。他甚至在接下來的好多天，都不願意再碰輪滑。

我敏銳地察覺到這個危險的訊號：我看起來為他好的事情，說不定恰恰是在抹殺他的興趣。於是，我火速放棄了，在那段時間很謹慎地不再和他提起輪滑的事情。估計是確認我已經放棄了要給他找個老師的念頭吧，過了一段時間，他又開始一個人在天台上開心地練習了。

這一次我發現，當我完全不介入，讓他自己充分去享受這個過程時，一天天的，他很自然地就知道了如何瀟灑地轉彎、如何讓自己滑得飛快、如何輕鬆地避障，還有如何滑出炫酷的「8」字。

所以我想，很多時候，不是孩子不會，而是大人太急迫，沒有給他們足夠的時間，讓他們自己去體驗、去琢磨、去精進。是我們在抹殺他們的興趣，是我們沒有耐心。**我們不斷在教孩子學會等待，然而我們自己都沒有學會等待。我們使盡渾身解數去培養孩子的信心，但是恰恰是我們自己，對他們缺乏信心。**

一定要相信孩子，他們遠遠比大人有成就欲。

很多成人已經完全接受了自己的侷限，與渾身的束縛達成了妥協——興趣變得愈來愈狹窄，開始故步自封，逐漸失去了學習的能力。我們很多人已經完全放棄了成長，年紀輕輕便已經隨波逐流，覺得自己的人生就是這個樣子了，還能怎麼樣呢？

只有孩子不會放過任何一個長大的機會。

沒有哪個孩子是不愛學習的

在火娃八歲以前，我眼裡的他是一個完全不愛學習的人。而且，是個對學習一點兒悟性都沒有的人。反正你懂的，就是……智商很低啦。他長到八歲都學不會數數，也不會拿筆，是大字不識一個的文盲。

一歲多時，他可以看書看兩個小時，拉著家裡能拉到的每一個人來給他讀書，指著這兒那兒讓你給他講，翻來覆去地講。每本書都被他翻破，每一頁他都知道說的是什麼，所有的動植物都認識，還拿著個水果形狀的發聲機器自學了很多水果的英文念法。那是他熱愛學習的巔峰狀態，他的很多認知都是在那個時間段建立起來的。

可能是覺得自己的學識已經太淵博了，所以後來他就乾脆吃起了老本兒。吃老本兒是個什麼狀態呢？是每當你翻開一本書要和他一起看時，他總是拿手撐著頭，眨巴著無辜的雙眼，非常恬不知恥地說：

「不想看。」

「想睡覺。」

「想出去玩。」

「想吃點兒東西。」

……

我完全拿他沒辦法……

我去給他辦護照的時候，被幾個工作人員輪番追著索要親筆簽名，「七歲以上都需要簽字了」。於是我得每個櫃檯悄聲解釋一遍：「不好意思啊，他的手腕有點問題，沒有辦法用筆。」這個孩子對人家說他是「自閉症」非常不開心，聽覺也特別靈敏。我要是當著那麼多人的面掀開他的面紗，他絕對會一筆筆都給我記在心裡。天蠍座很記仇的。

可是這個理由似乎不能被完全接受，當我以為全部都搞定了的時候，回家又接到了一個最終確認電話：「看到您孩子的護照申請資料，沒有親筆簽名的原因不是很清楚，請問到底是因為什麼呢？」

我為給公務員們增加了這麼多的工作量感到非常羞愧，趕緊道歉，並直接說明：「他有自閉症，還沒有學會用筆。」

結果對方比我更羞愧地連聲給我道歉：「對不起，對不起，因為寫得不清楚，我才想再來確認一下。」

「不不不，是我對不起，因為當時人太多，也不好當著孩子的面說得太詳細。」

「好的，好的，實在對不起了。」

「沒關係，沒關係，給你們添麻煩了。」

……

放下電話我還想過，要不要去趟派出所，給他改名叫「戈一」？是不是改了這個名字，他這輩子學會親筆簽名的概率要大一些？

可是，那時候教他寫個最簡單的「１」，都可以把人氣死——不管給他限定一個多大的框，他都能一筆捅破天、捅破地，一個巨大的「１」寫得就像個頂天立地的套馬漢子一樣，還可以一邊寫一邊中氣十足地大聲念出來：「１!!!」

有一次，我跟芭芭拉聊到火娃的「不愛學習」，她很肯定地告訴我：「**不，我沒有見到過哪個孩子是不愛學習的。他肯定愛學習，只是你沒有教他他想學的東西，或者你教他的方法不對。**」

芭芭拉七十多歲了，她生在康復村，長在康復村。小時候，特殊兒童就是她的鄰居、玩伴，她這一生一直在和不同年齡段的特殊人士一起工作，她太瞭解他們了。所以，我知道她說的是對的。

可是我們成人的歸因就是這樣無賴，好的都歸自己，壞的都歸別人。所以，我心裡想的是：是我的原因才怪！這肯定是他的原因，他就是一個不！愛！學！習！的！小！孩！

我本來準備就這樣隨他去了。我告訴自己：「不學拉倒吧，你就先玩兒你的泥巴、輪滑、積木和水吧，我看你啥時候玩兒厭。我等著你良心發現。」

後來，我做了火娃一個人的老師，每天帶著他上學。我準備了兩個小鈴鐺，敲三下就是上課。每次我還沒開口，他就歡快地跑過來：「噹噹噹！上課啦！」

我覺得時機已經到了。他一副這麼愛學習的樣子，那我們就來好好把這個問題解決了吧。我仔細想了想，覺得其實他的很多學習障礙，一是因為沒有邊界意識，二是我的方法讓他沒有興趣。

比如，給他一條虛線，讓他連成一條直線，他是不懂的：我為啥要連虛線呢？這個點點你說是虛線，但是我聽不懂啊。聽懂了我也不想幹啊，非要我畫那我就瞎畫一下吧，你生氣了，不要我畫了，那不正好？

還比如，那個框框的問題，我問他框框看見了嗎？他說看見了，可是他控制不了自己的手，他也根本搞不懂，不寫出框框，到底是啥意思。他會覺得：我就寫出來了，你又能把我怎麼樣呢？我讓他畫個圓，他就只會拿著筆漫無目的地轉圈。沒有一個圈是封口的……

我沒有調動起他的興趣，我讓他做的事情，不足以讓他把自我意識集中在他的眼耳口鼻上。

第一個突破口，是透過他最愛的彩泥打開的。

我教他認識「田」字，沒有寫出來指著教他，而是寫了一個大大的「田」，讓他拿著綠色的泥巴，搓成一條條的，沿著那個線來貼。他抗拒筆，那就乾脆不用了。貼完了我們還討論了一下，田裡到底可以長些什麼植物呢？田裡面還可以養活什麼動物呢？

他那天把他畢生所學的動植物的名字都說出來了，而且極其深刻地記得了這個字就是「田」。那是我第一次認真教他認字，那是他人生中學會的第一個字。

我也是第一次知道芭芭拉說過的「你教他的方法不對」是什麼意思。同樣是讓他「沿著線」確立邊界，拿筆不行，拿彩泥就完全沒有一點兒障礙啊！

他學會的第二個字是「石」。這次我沒有用彩泥，我用了他同樣很喜愛的小石頭，兩個人在教室的地板上盤腿坐下，我先用粉筆寫了一個「石」，他就拿著一堆小石頭，歡快地一顆一顆地給它拼好了，從此再也沒有忘記過這個字是「石」。而且他還自動學會了遷移，不管誰用什麼字體寫，不管寫在哪裡，都能認識。

我是真的震驚了。身為一個學霸，我向來不知道什麼叫「因材施教」，我覺得一個人要是學不會就是他蠢嘛……結果生了一個火娃給我啪啪打臉，而且看起來是要用一輩子的時間來告訴我：媽呀，每個人是不一樣的，你可得活到老學到老呀。

關鍵是經過了幾天的擺彩泥之後，他就不再需要這個玩意兒了。我從淘寶上買了一套象形字的字卡，他覺得那個實在太有趣了——水是水的樣子，火就真的是燒起來的火呢，傘居然那麼像一把傘，飛就真的有翅膀哇！

我們還每學一個生活中的常用字，都會延伸討論一下。比如，水裡都有哪些動物呢，水有哪些形態呢，火有哪些用途呢，什麼東西會飛呢……全都是他知道而且特別感興趣的。

有一天，他和我爸去散步，發現有一塊大石頭上寫著店名「火山石」，三個字他居然全認識，我爸說他那個得意的樣子啊，別提了。

嗯，我懂他。當跨越了這個「0—1」的障礙之後，死記硬背一些特別難的字，比如螃蟹，他也不牴觸了。因為跨越了之後他已經知道，學認字是一件挺好玩兒也挺有成就感的事情。他對自己有了信心。

其實，自閉症孩子從小就知道，自己和別人不一樣，自己在很多方面比別人差。這種認知讓他們的自信心從小就特別匱乏。這也是我為什麼一定要想方設法讓火娃跨越這個障礙的原因——我清楚地知道，以他的能力配置，他窮其一生都不可能像我當年一樣，走應試教育的學霸路線。換句話說我根本就不指望他能學出個啥名堂來，那些對我來說一點兒都不重要。

在我心裡，最重要的是：我要讓他知道，有些他認為特別特別難的事，其實沒有那麼難。

我再怎麼鼓勵他「你可以的」，都沒有用，就像有誰對我說「你一定會發大財的」，我怎麼可能相信呢？這根本就是不可能的嘛。**我要讓他自己知道：「其實我可以的。」我要一點兒一點兒重建他對自己的信心。**

更神奇的事情就從用彩泥貼「田」字開始，接二連三地來了。我曾經在一次淘寶打折時，給他買了一套描紅本，就是用水筆寫上去，會慢慢褪色，可以反覆使用的那種。但是，它在櫃子裡待了好幾個月，我也沒拿出來，因為我知道他不會用。有一天，他在我房間裡玩兒，在我收拾櫃子的時候，他突然就看見了這個東西，並對它表現出有一點兒興趣的樣子。我讓他摸了摸那些凹槽，說：「這個筆非常神奇，沿著這些凹槽就可以寫出一樣的字，但是過一會兒，它們就不見啦！你想試試嗎？很好玩兒哦。」

「想試試。」

那是最簡單的數字本。其實即便這麼簡單，我也一點兒都沒抱希望，他可是不管多大的框都能給捅破的人哪！兩釐米都不到的凹槽，哪裡可以控制他?!而且還要用他最痛恨的「筆」！

結果，他又打我臉了。人家用非常標準的姿勢拿起了筆，非常認真地沿著凹槽寫下了標準得不得了的一個「1」。從此，沉迷用筆而無法自拔的階段就這樣開始了。我每天輪番給他不同的描紅本，寫數字的、寫拼音的、畫簡筆劃的……他都很愉快地描啊描，我也不管他認不認識。

對我來說，他知不知道自己在寫什麼，不重要。讓他知道，掌握邊界、用自己的意志去控制自己的身體沒有那麼難，這個比較重要。讓他知道，拿筆寫出東西，是一件很好玩兒的事，這個更重要。

有一天，我靈光乍現，突然很想試試在他好像已經能認識到邊界是什麼的時候，還會不會把「1」寫出框外呢？

於是我在黑板上畫了一個九宮格，問他能不能拿粉筆在每個格子裡寫上「1」。結果，他一點兒都沒出框，每個「1」都好好地寫在框裡。

我把框變得更小一點兒、再小一點兒，他也完成了。似乎那是一件天底下最自然不過的事情，而不是他那麼多年都無法跨越的障礙。我捏著他的下巴，把他的臉扭過來，看著他的眼睛，問：「你怎麼這麼厲害？你會寫啦?!」

他一邊很酷地把下巴從我的手裡扯出來，一邊滿臉不耐煩地叫：「會寫啦！會寫啦！」對著黑板繼續寫的時候，他卻繃不住，咯咯咯地笑得停不下來。這件事給我的觸動非常大，毫不誇張地說，大到要開始反思人生的地步。因為從無法在框內寫「1」，到最終能夠自然地在框內寫「1」，這是一個圓。而這個圓的開頭和結尾，不是直接起作用的。從整體來看，一開始，甚至是完全放棄了終點，和終點背道而馳的。

我在想，如果我從來沒有思考過無法在框內寫「1」的背後的本質困難，沒有透過其他渠道去幫他跨越這個困難，我強迫他一直和一枝筆，還有一個框框裡的「1」硬碰硬，那麼，也許他最終還是學不會，強烈的挫敗感會讓他失去學習的動力。估計連筷子都不想用了吧，因為太像筆了。而且，我們都會對彼此產生巨大的失望。應該早就絕交了吧？

我和火娃一起經歷的這個圓告訴我：不管遇到什麼樣的困難，「固執」、「硬碰硬」，都不是一個聰明的辦法。直面困難的意思，並不是要去直接硬碰硬、鑽牛角尖，它只是需要你保持一種坦然、接納、不懼怕、不躲閃的心理素質，然後找到另一種方法「曲線救國」。

就像一個人遭遇背叛，你想不通，你苦苦追問，只會帶來更多的傷害和對自我的不認同。而如果你選擇想不通的先不去想，把它當成一個沉重的行李，好好地打包放在那裡，去做其他的事情，比如跳個槽，發現新的工作和同事居然這麼有趣，比如去旅個行，發現世界這麼大，你可能突然回過頭來就發現，那一點兒悲傷根本沒有什麼大不了的。

我一直都記得多年前一位女讀者給我寫過的信，她在失戀之後選擇去國外徒步。她在信裡說：「當我在起霧的森林裡看見麋鹿靜靜地走過，我知道有些悲傷的小情緒確實不值得留存太久。」

在無情的現實面前，妥協、迂迴的精神可能是一種更可貴的特質。**我們要學會跳脫出去，才不會被這無情的現實無情地捆住。**

謝謝你啊火娃，謝謝你教會我如此寶貴的人生經驗。

擔心是一種可怕的負能量

寫這篇文章的今天，發生了兩件小事。

首先是午飯的時候，火娃試圖拿一根筷子戳進一截玉米的芯裡，這截玉米好像有些頑強的樣子，他戳了一下沒戳動。我爸趕緊伸出手去，說：「拿來，我幫你。」

我當然是馬上制止，說：「讓他自己來，他可以的。」

可是我爸不依，他說：「他戳不進去，這樣很容易戳到手的。」

我當即有些火起，因為這樣的事情不是一次兩次了，是很多很多很多次。就在剛剛準備吃飯的時候，火娃明明需要去拿自己的碗——我們家是早早就定下規矩的，吃飯的時候每個人自己去拿自己的碗筷，自己盛飯。火娃已經做得很好了，可是我爸非要跑到碗架那裡給他拿碗，被我制止過一次，卻還不離開，還要守在碗架那裡，指著一個碗說：「你拿這個。」

那時我已經有些生氣了，現在又接著來第二次。怎麼同樣的話需要說那麼多次，而且一點兒進步都沒有呢？於是，我幾乎是嚴厲地說：「他可以的。即便他不可以，他也會自己來求助。什麼都幫他做好，你看他到底還能學會什麼？」

說完了我又覺得，當著孩子的面去爭論，這樣不好。默默地告訴自己，下一次，火再大也要記得好好說話。還好火娃一副根本就不管你們在說啥的樣子，他認真地一遍一遍去戳，實在戳不動又忍不住想吃的時候，就先拿著啃幾口解饞，然後接著戳。最後，他終於戳好了，開心地舉著那截玉米說：「好大一個棒棒糖！」

我媽則是個非常熱愛學習的人，儘管有時候也會犯照顧過頭的病，但只要我一個眼神，她就了然並反省：對對對，我錯了。在我媽那裡，我甚至不需要告訴她要如何做才是對的，我的示範她都能完全接收。

第二件小事就是關於我的示範。

那天外面下著雨，火娃還是有點想去天台，於是他跑上去，一會兒就濕淋淋地跑下來了。

我媽剛要起身，我在她還沒來得及說話的時候，趕緊迎上去站到火娃面前，笑著說：「哇！你好像一個落湯雞哦！你去淋雨了嗎？」

看到我的表情，火娃就從最開始的略顯緊張到一下子放鬆下來。他滿臉笑地大聲回答：「是！淋雨啦！」

「淋雨好玩兒嗎？」

「好玩兒！」

我摸摸他的頭：「你的頭髮全打濕啦！」然後又指著他的褲子引導，「還有……」

他馬上接話：「褲子也打濕啦！」

「是什麼感覺呀？」我擺出一副很期待、很想知道的樣子。

他輕輕地搖晃了一下頭，像是在好好體會頭皮的感覺，最後終於找到詞語：「涼涼的！」

「哦，原來是涼涼的呀，謝謝你跟我分享！快去擦擦吧，去找外婆。」

他蹦蹦跳跳地跑到外婆面前，獻寶一樣說：「外婆，我的頭髮打濕啦！」於是我媽帶著他去拿乾淨的毛巾。

如果我沒有迎上前去，我很清楚我媽要說什麼，肯定是「怎麼下雨了還上天台，你這樣會感冒的！」之類的。

可是，在我看來，這是根本不值得擔心的事情。畢竟，火娃根本沒有蠢到要一直淋雨，直到把自己淋感冒的地步。而且，我相信，一個心情愉悅、身體健康的孩子，是不會因為淋了一點兒雨、吹了一點兒風、光腳踩在地上受了一點兒寒、流了汗沒有及時擦或者少穿了一件衣服……就生病的。

即便真的生病，那也是一種體驗，身體會自我療癒。大多數時候，我們大人的擔心顯得太多了。有時候，我們的擔心是在傳播一種可怕的負能量，說是「詛咒」也不為過。

在這兩件小事裡，我爸的擔心其實就是在跟火娃說：「你很無能，你不行，你連拿筷子戳一根玉米都做不到。」我媽的擔心則在傳遞：「你的身體很虛弱，你是一個不健康的孩子，你甚至沒有資格去體驗雨水落在臉上的感覺。」

火娃長久以來的自卑心，就是這樣日復一日在家庭和機構裡被過度擔憂、過度照顧、過度管束、過度訓練造成的。那是我後悔已經無用的事。我只能告訴自己，往事不可追，一切都要以他的當下為起點重新出發。

辭職來到大理陪伴他生活後，我最想做的事，就是一點點重建他的信心。**我要在每個生活的細節中潛移默化地告訴他：「你可以，你比你自己以為的還要厲害很多呢。」**

記得有一次，朋友來家裡玩，不一會兒她就舉著一把水果刀從天台上跑下來，大聲對我說：「天哪！你天台的桌子上居然有一把刀！」

我很懵，沒搞清楚狀況地說：「這是火娃的刀，人家放在那裡，你幹麼要拿走？」用刀，可能在很多家庭裡，是大人覺得到了一定的年齡，要正式做為一項任務來訓練的。

可是在我們家裡，刀就是一個可以隨時使用的普通工具。切菜的刀就掛在廚房的牆上，水果刀就插在桌子上的刀筒裡。

火娃從很小的時候就開始用刀了，一開始是他自己不敢用真的刀，他用玩具刀。大概到兩歲，他覺得自己可以控制自己的手了，就開始用真的小刀來切菜、切水果玩兒。

印象中，他很小心，因為用刀而受傷的次數應該沒有超過三次吧。即便真的受傷，大人也根本不用大驚小怪好不好？真的，多大點兒事……我甚至感覺其實他是很不介意受一點兒小傷的，因為他會忍著疼，帶著一點點的小欣喜跑過來找我：「我受傷了！拿個ＯＫ繃來！」

現在，他每次到我的工作室，就會幫我檢查刀是不是收拾好了——我總是把裁紙刀打開，然後不闔上，他會幫我收起來。

從他出生開始，我們家就沒有為他做什麼變動。熱水瓶沒有刻意放在他拿不到的地方，桌子的尖角沒有包裹過，插頭的孔沒有被堵上。就這樣，他從小的安全意識反而特別強，喝過一次燙嘴的水，自然就會知道同樣裝著熱水的瓶子是不能碰的；在尖角上蹭過一次，就知道奔跑的時候要小心，不要撞到桌子；外婆教他插頭裡面是「電老虎」，碰了就會死，他就再也不敢動了，每次要他幫忙插插頭，他都小心得不能再小心。

因為這個世界上不是只有家庭。被過度掩護起來的家庭，不是真實的世界。真實的世界充滿了很多的危險，不讓孩子去自然面對，其實戳中的是活在習慣性擔憂中的大人。

我們如何讓孩子去適應這個世界呢？難道要每到一個地方，都先巡視一遍，先排除任何可能的危險嗎？那樣，我們會愈來愈難把孩子帶出門去，比如，來我們家就很危險，因為你不知道火娃會暫時把他的刀放在哪裡。

不管對大人還是孩子來說，這樣活著都太緊繃、太辛苦了。

那位看見刀就大呼小叫的朋友，還做過一件讓我瞠目結舌的事。一起帶孩子旅行時，我們住在同一間屋子裡。進門後，她做的第一件事，居然是開始推沙發——把沙發推到床邊。

我奇怪地問：「你推沙發幹麼？」

「擋住，我怕他半夜睡著了掉下來。」

我當時真的是驚詫莫名，因為她的孩子已經快十歲了，而且是個身體非常強壯，各方面能力也非常好的男孩子。

這個要擋著床的動作，我一直以為孩子一旦超過兩歲就不需要做了。因為火娃即便掉到床下，也會迷迷糊糊自己爬起來繼續睡，如果是裹著被子掉下去，甚至可以在地上繼續睡。有時候他在床上玩著玩著掉下床，我們會哈哈大笑，笑到他也不好意思地跟著哈哈大笑。

我不想過度保護他，我不想讓他下意識地感到自卑：都是因為我很沒用吧，所以你才要這樣保護我。這是一個己所不欲勿施於人的道理。

我想，每個成人，都不希望別人為自己擔心太多吧？所以才會總是對父母「報喜不報憂」，因為我們都知道，父母的擔心會對我們產生多大的心理負擔，明明知道那是愛的一種表達方式，可就是會覺得，他們的擔憂，其實是對自己的一種不信任——不相信你能處理你面對的事業上的挫折，也不相信你有能力去解決婚姻中和另一半的矛盾，甚至不相信你身為一個成人，能把自己餵飽，能把家裡打掃乾淨，能自己加減衣服。總之，你會覺得，擔心是因為他們根本不相信你是一個面對問題有能力去解決的人。

擔心同時也是一種控制。沒有人願意一直活在他人以照顧為名的監控下，特別是自我還不夠強大的特殊孩子。過多地讓他們成為我們大人的控制焦點，會讓他們焦慮莫名。他們和所有的人一樣，需要很多自己獨立、安靜的時間和空間。

這樣反推回來，我們還有什麼理由不去對自己的言行更有覺知？還有什麼理由不學會控制自己的擔心？

不要用擔心去詛咒孩子，不要讓他們覺得「我不能、我不行、我不會」。比那個更重要的，是一點兒一點兒教會他們面對問題和解決問題的能力，一點兒一點兒讓他們有自信心，一點兒一點兒地練習去信任他們，然後一點兒一點兒地學會放手。

帶領一個特殊孩子的「不擔心、不詛咒」，反映在生活的每一個細節上。對我來說，是**控制住自己的手和嘴巴，學會「安靜地轉頭走開」**。

扔給他一堆衣服，不管裡面有沒有需要翻過來的衣服，然後離開，萬一穿出來時穿錯了，那就脫下來，再指導他如何穿對。

他的小飛機落到了樹上，拿不下來，沮喪得要哭。我看到了，可是他自己不求助，我就當作沒看見，讓他不管爬樹也好，拿棍子去戳也好，先自己來。求助了？那我就教他爬樹，教他去找棍子戳。

他在一樓門外的台階上玩的時候（門口是一條小馬路），或者是他在天台玩耍的時候，控制住自己時不時去看他有沒有危險的欲望，因為我知道他已經有足夠的安全意識了。

他在廚房裡切菜的時候，強迫自己不要守在旁邊，我要到水槽邊去忙自己的事。他拼積木的時候，我在一邊看書也好，看手機也好，強制自己不抬頭看他。等著他完成的時候，發現他比我手把手指導時拼得更有創意。

他爬上高高的石頭，還要在石頭上跳來跳去，我儘管心驚膽戰，還是要強迫自己轉過身去，告訴自己：摔下來也沒關係，死不了，死不了，死不了！

在朋友家裡玩時，我要和成人聊天，讓他自己隨便玩兒。有任何要求，我不管，自己去跟主人說，不管他表達得是否準確，只要他有本事能讓人聽懂就行，語言不就是用來溝通的嗎？溝通才是目的，語法正不正確，此時並不重要。主人聽不懂？去求助的話，我來教他再說一遍。

在上治療教育課的時候，老師是這樣說的：「每當孩子獨立地從開始到結束去完成一件事時，不管多小的事，都在幫助他們的自我更加進駐到自己的身體。」這才是大人學會控制自己的擔心、學會放手最本質的意義吧。

沒有「連結」的一切關係，都是虛無

這些年和很多媽媽聊天，很多次，聊過之後我都覺得好像哪裡不對。我們會聊到要讓孩子有社交能力，好好地活在這個世界上；我們會聊到如何帶領孩子做一些練習，幫助他們擁有這個能力；我們會聊到很多看起來很可行的技巧。但我始終覺得沒有觸碰到我內心隱約在思考的一個問題：所有的這一切，背後的邏輯到底是什麼？直到我開始做一件看起來和這個沒有關係的小事。

從前，火娃的米飯，都是我們幫他盛好的。所以吃飯的時候，時不時就會造成衝突——他不想吃了，但是米飯還沒有吃完，我們認為他能吃完，我們還告訴他：「粒粒皆辛苦哦，你要吃完。」可是他真的不想吃啊。

後來，我讓他自己拿碗筷，自己盛飯。規則是：你能吃多少，你就盛多少。一開始他是完全不知道自己能吃多少的，他對「量」沒有概念。但是試了幾次之後，他就知道自己大概能吃多少了，也會知道「吃多少盛多少」的規則到底是什麼意思。有時候，他盛了好大一碗，我都覺得他吃不完，可他堅持說可以吃得完，那我就讓他盛，果然，他就真的吃完了。

其實，知道了「量」，只是一個表面的結果，背後本質的原因是：他已經和他自己的身體產生連結了。他知道，他碗裡的米飯，是要成為他身體的一部分的。

連結，就是我想說的那個關鍵點。我需要帶著他一起做的所有事情，我都希望他能透過它們，和自己的身心進一步產生連結。

所以，至少在眼下這個階段，我不會讓他去做跟他沒有直接關係的事情。比如，吃完飯後收拾桌面，我只會讓他收拾他自己的，我不會讓他收拾我的。當然，讓他收拾所有人的，他也會做，也會做得很好。但那是下一步，在為他人做一些力所能及的事之前，他需要做的是跟他自己直接相關的事情——在和大的世界產生好的連結之前，他需要從一蔬一飯的小事開始，讓他自己和他身邊的小世界產生好的連結。

切菜之前，我會問他想吃什麼，如果他想吃青菜和豆腐，那好，他需要切的就是青菜和豆腐，這些材料請他切好，我煮好，端到桌子上。他會清楚地看到，吃到嘴裡的是自己親自動手處理過的食物。

不過生了一個小孩

在學校做清潔的時候，他負責擦拭的工作。我只會讓他去做我們自己教室的工作，不會為了讓他變成一個更討人喜歡的小孩，要求他主動去承擔其他的。我會告訴他「這是我們寫字的桌子」、「這是我們上課用的黑板」、「這是放我們的鞋子的鞋櫃」、「這是我們燒水喝的桌子」、「這是我們放書本的桌子」……

我希望他做的所有事，都是和他自己有連結的。我覺得，一個沒有學會為自己做事的孩子，是無法體會到為他人奉獻的意義和價值的。就像我一直覺得，**大人一定要先照顧好自己，要先享受生命的樂趣，再來談在自己有意願的前提下，可以為孩子做出哪些更多的努力。**

不自愛的人，愛他人就會變成犧牲和負擔。和小範圍的生活產生連結，對一個人的自我價值認同來說有多重要，我覺得很多成人都是沒有太多意識的。

我見到過很多和生活失去連結的成人。火娃的爸爸就是其中之一。他在家裡是不做任何事的，是掃把倒了，會直接跨過去的那種人。

之前的很多年，我對此是無所謂的，因為一個家庭的事情真的沒有那麼多，何況我父母和我們住在一起，還有鐘點工，他們幾乎承擔了所有的家事。甚至，如果他不想帶孩子出去散步，也沒問題啊，反正我們有很多人一起帶孩子出去散步。

家裡的很多東西，他都不知道放在哪裡。後來我和朋友K聊到這個，我說，現在回想起來，他是和我們的生活沒有太多連結的，而我也沒有努力讓他在這個家庭裡占有一個重要的位置。

當我意識到這一點之後，再回過頭來看很多向我傾訴的「老公不負責任」、「爸爸缺席」的故事，我發現中國家庭，特別是和長輩生活在一起的家庭，很多的成年男人，都只是看起來是家庭的一分子，其實還處於游離和漂浮狀態。當不承擔自己應該承擔、可以承擔的責任變成了一種習慣，連他自己都會覺得：自己在這個家庭裡可有可無。

在被其他的家庭成員責備的時候，在時不時會想到要不乾脆逃離的時候，他們也是會有虛無感的吧。有了這樣的認識，我就不想讓火娃也成為一個被照顧過多、被保護過多、被干涉過多，從而覺得自己可有可無的人。

我希望他知道他自己的東西都放在什麼地方；我希望和我在一起時，他穿上的每一件衣服、每一雙鞋子，都是他自己選擇的；我希望給他買任何東西時，他都能告訴我他的喜好……即便我真的沒法同意。比如，他要選擇一個小姑娘穿的粉紅外套，因為上面的花紋有一條小魚，我也會告訴他有哪些更好的選擇——我們可以選擇另外一件適合男孩子穿的，上面依然會有小魚，說不定還會有小車呢。

這絕對不只是為了讓他「動腦子」，為了讓他學會選擇——這只是看起來會習得的表面，更深層的意義，是我要讓他感覺到自己和生活的細小的連結，我希望他能感受到自己腳踏實地地活在這個世界上。

每一張巨大緊密的網，都是由一小個一小個的「連結點」組成的，就像賈伯斯曾經說過的那句「connect the dots」（連結生命中的點），當下積攢的每一個「dot」，最後「connect」起來就是一種加倍的能量。我不知道屬於他的那張網，此生到底能有多大，但我希望不管有多小，每一個細小的連結點，都是緊密的。這樣就夠了。

有很多火娃特別喜愛的成人，他們和他有天然的連結基礎。我很樂意去做那個協調人，在他不知道如何和他們交流的時候，一點兒一點兒去教他怎麼說話、怎麼回答。然後，我會把很多時間都交給他們，讓他們自己去嘗試相處。

火娃很喜歡我一個叫Z的朋友。只去過她家一次，火娃就對那個村子和那個屋子記憶極深，每當走到附近，他就會說：「媽媽，我可以到Z姊姊家裡玩兒嗎？」他在她家玩兒過的每個小玩具，下一次去都知道去哪裡拿；Z送給他的每一件衣服，他都記得；Z讓他做的每一件小事，他都非常配合。

Z知道他喜歡小動物，在國外旅行的時候，看到各種小昆蟲、小螃蟹等，都會拍小視頻發給他。那些天，我們一起一遍一遍看那些視頻。他知道這些都是他喜歡的人專門拍給他的，那種滿足感，我覺得是直接深入到他心底了。

有一天，很晚了，火娃都睡了，一直很忙碌的Z匆匆忙忙來我家送給火娃一個禮物。當我告訴他Z姊姊來了的時候，他馬上爬起來，衝出門，叫了一聲「Z姊姊」就擁抱她。他笑嘻嘻地看著她的眼睛說：「你好美啊！」Z那天也好開心啊。我覺得，被這個小男生無條件地喜愛、信任，其實她也是很滿足的吧。

但是，對另外一些萍水相逢的、他沒有產生興趣的人，我只會讓他保持基本的禮貌。如果對方來我們家裡作客，他只需要跟客人打一個招呼，就可以去玩兒自己的了。

所謂的人際交往能力，並不是要對所有的人都保持那麼熱情吧。我也並不希望讓他覺得，家裡來客人是一件對他來說很打擾、很拘束、很無趣、很無聊的事。我希望他和陌生的人待在一起，也是自在的。

因為我自己就是一個在人群中會比較沉默的人，我的深層交際圈其實非常狹窄，我喜歡的朋友也都不是那種特別會交際、特別左右逢源的人。我從小就不覺得，在眾人面前隨時來表演一個節目，是一件值得被誇耀的事。如果一個飯局可以讓我安安靜靜地吃東西，有適當的、輕鬆的聊天，我會覺得很開心，但如果每個人的話題我都要去參與，我會覺得非常疲憊。

人生很短暫，人的時間很寶貴，要留給那些被我們喜愛的人，要留給那些我們自己喜愛做的事。因為只有那些人和事，才會讓我們從內心與之產生連結，而不只是習得一些所謂的人際交往能力。也只有那些人和事給我們的反饋，才是值得珍惜的。**要什麼有口皆碑呢？被我們喜愛的人喜愛才最重要啊。**

我喜歡你，而你剛好也喜歡我；我喜歡做這件事，而這件事剛好我也能做好——這樣就有了美妙的連結。只有連結，才不會讓我們產生無意義感，產生虛無感。

不過生了一個小孩

這對孩子來說也是一樣的，不管他們有多特殊，他們都是「人」。他們已經從小被強迫訓練了太多太多了，對於絕大部分的所謂訓練，他們根本都不知道自己為什麼要做，不知道那些跟自己到底有什麼關係。他們很辛苦，但是沒辦法，這是這個時代的孩子的共運。所以，身為父母，至少在生活裡，我們盡量讓他們更保有一些真正有連結感的小世界吧。

變成孩子，才能進入孩子的奇妙世界

有一次，我在朋友圈貼了一張火娃玩兒的照片。

那時，他半天沒出聲，我跑去看他，發現他正在把一堆圓柱形的磁鐵的頂端吸在一個小球上，然後倒掛在鐵桌子的邊緣。整整齊齊的，每個磁柱之間都距離差不多，弄了好長一排。

我好奇地問：「你這是在幹麼呢？」

他一邊認真地工作一邊抽空回答：「裝燈泡。」

我當時心裡的感覺是「原來如此，辛苦你了」。

有一個朋友在下面評論：「我很想問問你啊，你每天陪著孩子，真的不煩嗎？就週末兩天時間，我已經心裡一團火直冒了。」

我在手機前神祕地笑了笑，這就是養一個自閉症小孩的「你不知道的好處」之一呀。因為他沒事不會來煩你的，他特別享受一個人玩兒，而且還一副忙得不得了的樣子。而且，畢竟是自閉症呀，他沒有那麼多話來纏著你聊。

當然**前提是：他知道自己有人陪著，他知道自己沒有被大人忽略。**

我有時候看他一個人提著桶，頭都差點兒埋進去，在那裡不知道搗鼓些什麼東西，眼看著一個小時了，於心不忍，想著「我是不是冷落他了」，就跑過去故作天真地問：「火娃哥哥，你在玩兒什麼呀？」

結果……

「媽媽，再見。」他頭也不抬，騰出一隻手搖了搖。

我裝得死皮賴臉：「我不想再見。我想跟你一起玩兒！你能告訴我你在玩兒什麼嗎？」

他繼續頭也不抬地敷衍：「玩兒水。」

「我也喜歡玩兒水呀！我可不可以跟你一起玩兒呀？」

回答我的只有一句冷冷的：「不可以。」

我去搖他的胳膊、摸他的頭，繼續懇求：「求求你嘛，求求你嘛，我要跟你一起玩兒……」（寫到這裡我自己都要吐了）然而話還沒說完，他已經忍無可忍，直接提著水桶就走了。換了個好遠好遠的地方，屁股還對著我。他應該是覺得自己的媽媽很傻吧。

我不介意他這樣認為，因為，身為一個小男人，他和很多的年輕男子一樣，喜歡看起來傻乎乎的女人。他喜歡逗我這個「傻乎乎的女人」。我特別珍惜他來主動逗我笑的時候，因為那個時候所有的語言，都是他在練習自己的主動語言，這些語言即便有些無厘頭，但是對於一個自閉症的小孩來說，太寶貴太寶貴了。要我裝傻一百萬次我都願意。

以前他喜歡叫我「小姑娘」，一叫我就笑，我就會嗲嗲地回叫他：「小哥哥……」有一天，一對重慶的朋友來大理順便看我，他又跑來逗我，摸摸我的頭，笑咪咪地叫：「小姑娘……」

朋友憋不住笑，問我：「我忍了很久了，你老實說，是不是你教人家這麼叫你的？你真是太不要臉了。」

好冤枉，真的不是啊！我人緣就是這麼好啊，我有什麼辦法？

在麗江玩兒的時候，突然遇到了大雨。我們從小販手裡一人買了一件雨衣穿上，我的是綠色的。他一直笑咪咪地看著我，最後好像終於找到了一個好的措詞，說：「媽媽，你好像一隻老青蛙！」

我當然假裝很生氣地撒嬌：「我才不是！我不老！我年輕得很呢！我這麼美！」其實心裡驚喜得很，「老青蛙」這個詞組完全就是他自己組織的。他最喜歡看我這個一戳就跳起來老高的樣子了。

我「不依不饒」：「你再說一遍！我到底像什麼？」

他於是又一臉寵溺地改口：「像隻大青蛙。」

我戳戳他的鼻尖：「那你就是一隻小青蛙哦。小青蛙，你好可愛呀……」

於是他心滿意足地追加一句：「媽媽，你好美啊！你像美羊羊！」

啊……如此蠢萌的對話，真是少女心都化了呢。

「我如果像個美羊羊，那你是什麼呀？」

「我是喜羊羊！」

哦，原來美羊羊和喜羊羊是母子關係啊？或者說，在他的心目中，媽媽和他跟喜羊羊和美羊羊一樣是好朋友的關係。

當我不強拉孩子進入「我需要你這樣做／說」的節奏，而是將自己變成孩子，進入孩子的世界時，就會發現他們的世界，其實都是很美妙又很有趣的。因為他們的想像力比成人豐富太多了。

回到剛才那個他覺得我很傻的場景。我裝傻，只是為了故意整他。他跑走了，我當然也是會繼續跟過去的。因為我還真的挺想知道，桶裡不過就是一堆小石頭泡在水裡，他到底在玩兒個啥玩兒了這麼久？

我換了一種方式：「小哥哥，你桶裡裝的是什麼呀？」

「螃蟹。」他想了想，「還有烏龜。」

我興致勃勃地捅了捅他：「哦？小哥哥你發財了哦！這麼多小動物啊？牠們在幹什

麼呀？」

「在游泳。」

「我看到了，牠們真的在游泳，那哪個是螃蟹啊？」他看我很有求知欲的樣子，很爽快地給我拿了一個石頭，我左看右看……看不出哪裡像個螃蟹，可我不能說啊，只能隨便指著石頭的一個部分問：「這是螃蟹的什麼呀？」

他看了看：「螃蟹的眼睛。」

有了這個指引，我繼續看呀看，看呀看，終於看清楚了，確實是像一個螃蟹！當然也不排除是我成功地被他洗腦了……

烏龜更好笑。他給我拿了一個大塊的，我當然又是啥也沒看出來……隨便指了一個地方，他說：「這是烏龜的尾巴。」

我自作聰明地指著旁邊，說：「哦，那這就是烏龜的腿！」

結果他一把搶回去：「沒有腿！」

「那腿呢？」

他想啊想，想了好久該如何表達，最後說：「腿進去了。」他的意思其實是：腿縮回去了。

這些在我眼裡只是一堆破石頭，可是人家一點兒也不含糊的啊。接下來他又跑去挖多肉植物盆裡的小碎石。我好想阻止啊，可是我只是問：「你拿的這又是什麼呀？」

「這是飯。」

「給誰吃的？」

「螃蟹吃的。」他頓了頓又說，「烏龜也吃的。」

終於搞懂了。原來這是一個動物飼養遊戲呀。於是我趕緊百度了一下螃蟹和烏龜分別吃什麼東西。我也去找了幾塊小碎石，丟了一顆進去，說：「來吃點兒肉吧！牠們還會吃小蝦哦！」

他幾乎是秒懂，抓起我撿來的石頭就丟：「來吃點兒小蝦吧！」

面對一個語言不發達的小孩，要弄懂他們到底在做什麼，就是需要這麼多耐心的，需要成人不斷地去放低身子，進入他們看起來無厘頭的「一個人的世界」，而且**大人的放低必須是真誠的，他們如此敏銳，很容易就知道你是不是真的能一起玩兒。**想來以前我那麼沒有耐心，其實是我的損失，我錯過了好多有趣的事。

有一天，我們去戶外，路上發現了一隻大大的像小樹枝一樣的蟲子，老師告訴我們那是竹節蟲。這隻神奇的蟲子的名字，他一下子就記住了。

過了幾天，我們去散步，他突然折下路邊一棵植物的頂端枝椏，開心地拿起來轉圈。我好奇地問：「你拿的是什麼呢？」——我特別喜歡問他「是什麼」，因為他的回答總是會出乎意料。

他很得意地說：「竹節蟲！」

他不說，我只知道那是植物的一部分，他一說我才發現，這叫一個像，簡直可以以假亂真！我當然又及時百度了一下，告訴他這是世界上最大的昆蟲，而且牠還會飛呢，只是停下來的時候，翅膀會收起來，讓別人以為牠是一根小樹枝。

前一段時間，他每到課間，就要急急忙忙跑到後院的沙池裡去。我觀察了一下，他玩兒得似乎很枯燥，每次只有一個動作，玩兒了很多天，加起來也只有兩個動作。一個動作是：拿一個小桶，拿勺子往裡面舀沙，裝滿了就倒，然後繼續舀。另一個動作是：抓起沙，一把一把往旁邊扔，站起來扔，還要爬到樹上扔。

與其他小朋友們拿著沙子和樹葉做各種「蛋糕」、「烤肉」相比，他那兩個持續多日的動作，在我眼裡實在太像「刻板動作」了。於是後來我忍不住每次都去問他：「你在幹什麼呢？」

結果在我眼裡看來只有兩個的「刻板動作」，在他那裡的回答，每次都不一樣。

拿小桶舀沙的回答有：「我在做奶粉！」「我在做蚯蚓的窩！」我才知道，人家不只是在舀沙，沙子裡還有一根小破繩子，是他的「蚯蚓」。

還有：「我在埋蠍子！」

「賣鞋子？」

「埋蠍子！」

「啊，蠍子。蠍子在哪裡？」

他那一桶剛好裝滿，倒出來一看，裡頭確實有一個「蠍子」，是一塊兩邊都有突起的石頭，很像蠍子的兩個螯。我想起來了，在認「蠍子」這個詞語的時候，我確實是有延伸地告訴過他，很多蠍子是生活在沙地裡的。

還有揚沙，我很嚴肅地告訴他：「不能揚沙，特別是有小朋友在的時候，會進到小朋友的眼睛裡，這樣會讓別人受傷。」

結果他一臉無辜地說：「我在下雨。」或者：「我在下雪。」或者：「風來了。」

我想他的意思是：起風的時候，風會把沙子吹得到處都是。但是這個回答有點兒推卸責任的意思啊，小朋友！所以，**也許很多我們眼中的「刻板動作」，甚至「行為問題」，都有他們自己的意義，甚至包含了想要對大人說的話。只是我們大人的智慧和想像力還不夠，是我們習慣性地看輕了他們和他們的世界。**那個世界，如果我們不願意放下所有的成見，不能帶著單純的敬意和好奇走進去，我們和孩子，對於彼此來說，永遠都是陌生的兩個世界裡的人。

我們的教室在蒼山的半山腰，這裡時常會來一些「小客人」。有一天，教室裡來了一隻小壁虎。火娃是第一個發現牠的人。當我看到時，他正在拿手觸碰牠的尾巴，追得牠滿地跑。我當時有些害怕，我以為他在傷害牠，差一點兒就叫出「不要動！」來，但我想知道他到底怎麼想的，於是忍住了。

「哇，我們的教室裡來了一個可愛的小客人呢，這是什麼呀？」

「蜥蜴。」

「你說對了！牠好像是一隻壁虎，壁虎是蜥蜴的一種。那麼，現在你想做什麼呢？」

「我想玩兒。」

「你想把牠拿在手裡玩兒，還是想跟牠一起玩兒？」

「想跟牠一起玩兒。」

「但是牠還很小，牠現在好像很害怕。牠的媽媽好像正在竹林裡等牠回家，我們送牠出去找媽媽好不好？」

竹林在教室門外。他雖然很捨不得，但我想也許是他感同身受了「害怕」和「找媽媽」，所以他想了想，就開始一邊繼續從不同角度去觸摸牠的尾巴，把牠往門邊趕，一邊說：「回家找媽媽吧！」

我說：「小壁虎的尾巴很容易受傷，會斷，會很疼。我們要照顧好牠，要輕輕地去碰哦。」他就真的很輕很輕地去碰。

頓時，我的內心有無限柔情升起。

之前我有寫過，火娃是會把小動物玩兒死的。為此我還專門諮詢過芭芭拉，她說不排除一種可能，就是之前火娃經受過很多嚴苛的訓練，他在藉此排除自己的壓力。他對待小動物的方式，也許是他感受到的成人對待他的方式。

但不管是什麼原因，我這一天突然想，其實之前的我，也並沒有用合適的語言引導他如何去善待柔弱的小動物吧。我只是在責怪他、控制他，我被自己的恐懼和無能困住了，我沒有很溫柔、很確定地告訴他，具體要怎樣做才是和小動物友好相處的方式。

最後，因為那隻小壁虎死活不想出門，而他已經很著急了，我只能很無恥地改口說：「好像這隻小壁虎的媽媽會到桌子下面來接牠回家，我們把牠送到桌子下面就好啦！」

話音剛落，他又碰了一下小壁虎的尾巴，那個小東西刺溜就跑到桌子下面去了。我伸出手和他擊掌：「耶！火娃，你成功啦！你真的送牠去找媽媽了！」

他很滿足地笑起來，拍了我一下，然後撲過來抱我。我想也許這個擁抱的意思是和我分享他成功的喜悅，同時也表達「我知道有媽媽的感覺很好」。他內心是一個多溫柔、多有愛的小孩。

當然，以防他真的等小壁虎牠媽媽來接牠——那就很尷尬了——我這個影后級的媽趕緊給他找了一個他特別喜歡的事去做：「那現在我們去玩兒沙吧！你可以跟小壁虎說：『小壁虎，你慢慢走，下次再見！』」

他伸出手搖了搖：「小壁虎，你慢慢走，下次再見！」然後蹦蹦跳跳就出門去了。

這就是一個自閉症孩子的小世界。這個世界只對很少的一部分人開放，這個世界很難有別人會懂，因為他們的「不一樣」太明顯了，以至於別人只能看到不一樣的部分，或者被不一樣嚇到，而不知道其實進入他們的世界沒有那麼艱難。但沒關係，有那麼一些願意進駐的人就好。對於火娃來說，永遠無須擔心的就是：他的媽媽一直都會在的。

因為我已經知道他的這個世界有多單純美妙。在我心裡，他是一個對大自然裡的事物都能有自己的連結方式的孩子。不僅是對動植物，對風、對水……都是一樣的。

所以他會說：「我看到風了。」

所以他會說：「小溪流眼淚了，它很傷心。」

在他心裡，萬物有靈。謝謝他一點點教會一直活得很現實、很物質的我「萬物有靈」這個世界的基本準則。在我心裡，這有靈的萬物裡，包含一個靜靜閃光的他。

第三章
我們和你們

——這些年，你們過得好嗎？

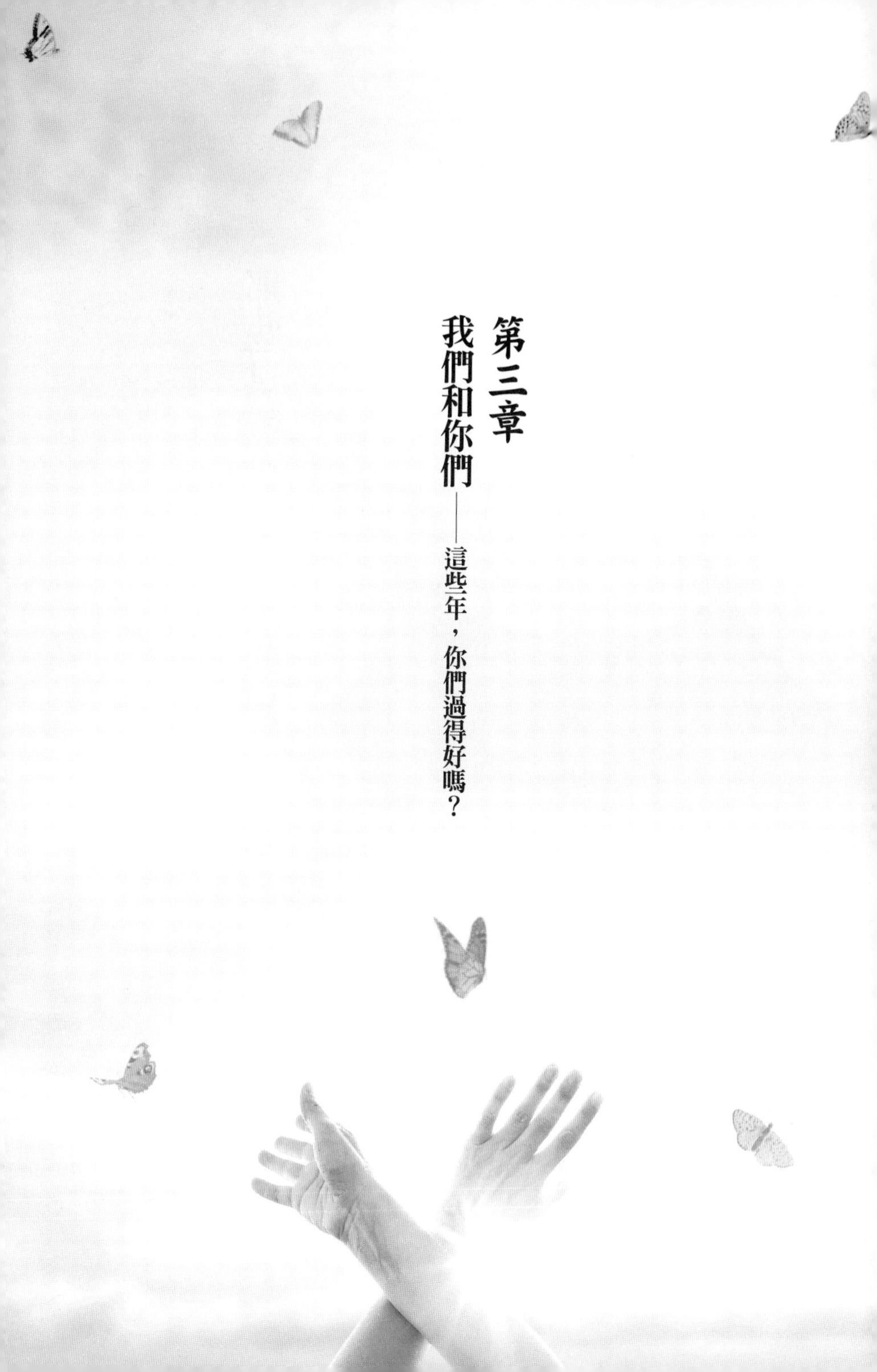

那些只能自己穿越的黑暗通道

有一天，有七個家庭在我家裡聚會。大理那時正是大風整天呼呼吹的風季，天台沒有辦法撐傘，但他們還是一致要求上去晒太陽、喝茶，戴著墨鏡、帽子和各種花式的手搭涼棚。

有個媽媽正在為孩子陪讀的事情傷神。其實，我們和孩子的爸爸一樣覺得沒有太多陪讀的必要。因為孩子的能力已經很好了，他就像我們成長過程中班級裡那些不合群、讀書也不大好的孩子一樣，當然會遇到一些困難，比如遭到一些取笑、獲得一堆外號、會有很長時間自己一個人玩兒。

應該是自身成長經歷的關係吧，這些問題，我自己覺得當然會有一些麻煩，但是問題也沒有那麼大。因為我小時候就是那樣一個活在沉默和欺凌中的人啊，而那位媽媽小時候，剛好是一個旁觀者。

沒有經歷過的事情，一般會帶來兩種可能性，一種是低估，一種是高估。低估的人會很輕易地說，那有什麼關係？不，有關係的。高估的人會警惕地說，那樣的人生真是慘不忍睹！呃，也沒有那麼糟糕啦。

身為一個家庭環境一般、性格古怪、學習成績也差的小孩（我小學時一直很懵懂，直到初中才突然變成學霸，這期間到底發生了什麼我自己也不懂），我既沒有朋友也不得老師寵愛——同樣做一件錯事，比如上課鈴聲響了還沒有跑回教室，我總是被批評的那一個。我甚至遭到過很多體罰：罰跪在花壇的邊緣，被小竹條打手板心，因為午覺睡不著動來動去被罰在烈日下炙烤，不准回家吃飯，眼皮都快被老師揪腫了。

同學們小小年紀，已經很懂什麼人可以欺負、什麼人惹不起了。家庭條件很好的人惹不起，因為你膽小怕事的爹媽會揍你；老師喜愛的人惹不起，因為老師會揍你；打架很厲害的人惹不起，因為你會被揍；很會哭的人也惹不起，你十八般武藝一樣都還沒使出來他們已經哭得整個學校都知道了，你不會有成就感，你只會覺得委屈。能欺負的就是當年我那樣的古怪而沉默的小孩。

我不記得是春夏秋的哪個季節，總之在某一個季節，在長達幾個月的時間裡，漫山遍野都長著一種帶刺的小果子。那幾個月真是過得很麻煩，惡作劇的人會往我頭上扔刺果子。我腦袋上前一批刺果還沒有摘完，新的一批又來了，每當新的一批黏在我頭上，全班都會響起狂笑。

現在想來當時並沒有太多傷心，我只是覺得好麻煩，頭髮會被扯得很疼，課間十分鐘根本摘不完，還要像個巨型刺蝟一樣，頂著一頭的刺果子上課，被老師看見又是劈頭一頓罵。

如果當天和我一起值日的人中有一個膽大包天的小孩，其他原本懦弱的孩子們也會立馬閃爍著眼睛，像有了靠山一樣，自動抱成團——他們雖然很懦弱，但是心裡很明白，你不抱大腿，下一個就是你。

我就變成了那個一直兢兢業業值日的孩子，擦好的黑板會被反覆畫上其他的，撿好的粉筆轉頭一看又整盒倒在地上……而當我做完所有的工作抬起頭，拿起小書包準備趁天還沒黑趕緊回家吃飯時，又會發現：門總是已經從外面被鎖上了。真的好麻煩，又得翻窗戶。

坐在我後面的男孩，除了長年累月地往我頭上丟刺果、丟灰、丟小蟲子，還會把桌子不斷往前擠，把我的脊椎擠得筆直。如果我下課需要上廁所，得等他不在的時候，推開一點兒他的桌子，再把自己挪出來。如果哪天他特別想整我，不想出去玩兒也不上廁所，我就出不來，得揣著一個快要爆炸的膀胱再熬一節課。

走在回家的路上總是要被搶東西，在我老家這種行為叫「播肥」。可是我並不肥啊，我的零用錢只夠買一根一毛錢的冰棒，或者兩顆水果糖，他們也不嫌棄。如果實在沒有錢，他們就會把我書包裡的鉛筆拿走，或者把我課本的封皮撕下來。

可是我始終沉默，不反抗，久而久之他們就有些煩了——沒有反饋怎麼會好玩兒呢？於是，他們故意用我能聽到的聲音「偷偷」商量，要在放學後打我一頓。我真的好煩，不知道他們為什麼要玩兒這種無聊的事。然後下課鈴聲一響，在老師還在收拾教具，同學們也都還在裝模作樣地慢慢收拾書包的時候，我提著上課的時候就偷偷收拾好的書包，一溜煙兒地就跑了。

不告狀，因為除了不被老師喜愛，父母對我也實在談不上寵愛。他們總是很忙，被生活壓得脾氣暴躁，吵架是家常便飯，不吵架的時候也總是黑著兩張臉。我覺得相比被同學欺負，在父母面前哭訴才是世界上最可怕的事情。除了得到一頓痛罵，不會有別的吧。

記憶中僅有一次我坐在無人的樹下哭泣，是因為被偷走了一件珍貴的禮物。那是在我還沒有念書的時候，在妹妹還沒有出生的時候，在爸爸媽媽還會給對方寫信，開頭都是彼此名字的最後一個字的時候，爸爸送給我的口琴。那是一匹白色的小馬，可以從馬肚子上吹出奇妙的聲音。

現在想來，小學六年，我唯一能勉強稱為朋友的，是一個小兒麻痺症患者。他很瘦，在課間時總是一個人坐在教室外面的地上打彈珠。之所以說勉強，是因為我們也不怎麼聊天，我們只是會一起坐在地上打彈珠。有時候一起逗逗從我們腳邊爬過去的小蟲子，把牠們埋在灰塵裡，再看著牠們一點兒一點兒地爬出來。有時候彈珠會被調皮的孩子踢走，我就去撿回來。然後繼續一起玩兒。有時候我不想玩兒，就坐在他旁邊的地上，看著他玩兒，或者只是看著眼前的操場。

如果只是這樣而已，那我的童年是不是太無趣了一點兒呢？接著，六年級來了。在一個霧茫茫的早上，背後的男同學照常將桌子往前推，將我擠得腰桿筆直。我也不知道那一刻發生了什麼，自己突然就如戰神附體一般，一把掀開了他的桌子，在他的錯愕還沒有從臉上退去的時候，我提起自己的板凳，直接扔到了他的臉上。

那天，我們打了一早上的架，從教室打到操場——當天的第一節課，全校的老師都去鄰校開會，學校裡只有一個成年人，就是炊事員，而他也只是默默地看著我們打了那一場全校圍觀的驚天動地的架。膽小的擠在窗子那裡觀戰，膽大的直接跑到操場上來給我們加油，在他把我打倒或者我把他打倒的時候，全校同學都在嗷嗷叫。後來我們打累了，老師也回來了。可能當天的會議對老師來說也不是什麼愉快的記憶，他只是很不耐煩地隨便批評了我們兩句，然後打發我們自己去看醫生。

出了校門我才發現，我和他全身都是灰，眼睛都快看不見了，我的手背上有一個深深的洞在不斷地冒血，而他的右臉上，血和灰裹在一起成了泥。我們的學校在一座山坡的最高處，可以俯瞰附近所有的房子和田野，那一刻我覺得整個世界都在我的腳下，真是渾身充滿力量啊，一點兒都不疼。何況，他一直在抹眼淚——對，我把他打哭了。

離學校最近的醫生是我的遠房舅舅，我現在還記得他看到我時驚訝的表情。也許是太驚訝了，導致他全程沉默，甚至沒有問我們為什麼打架。

從此以後，生活依舊。我依舊是那個沒有朋友、性格古怪的小孩，可是在大人看不到的地方，我變成一個天不怕地不怕的人——直到現在。

所以我想，**生活總有那麼一些讓人失望，我們總是很長很長時間甚至永遠，都沒有能力對生活做出一些改變，但是，那又怎樣？我們也就這樣長大了。**有一些困難，的確是需要幫忙、大人可以幫忙的，比如，如果孩子的能力實在達不到隨班就讀，大人就不能把他們輕易丟在那裡。但另外**一些成長的黑暗通道，必須得自己去穿越，他們甚至不需要太過努力地去穿越，他們只需要一天一天地看著這個世界，然後活著就好了，活著本身就是一個積攢能量的過程。**

即便每天都在做著旁人看來毫無意義的事，可是我們生命裡很多回頭看來了不起的變化，就是從那些「毫無意義」的事裡長出來的。包括一遍又一遍看著小蟲子從灰塵裡爬出來；包括躺在草坡上，一點兒一點兒把地上散落的麵包屑彈進夕陽裡。

當「大麻煩」降臨，「想得開」就夠了嗎？

在寫下這個標題時，我反覆斟酌了應該用什麼樣的詞語來說「我生了一個有自閉症的小孩」。災難？橫禍？太可怕了一些，沒有那麼嚴重。壞事？也對，它的確是一件壞事。可是，**任何一件壞事發生了，它最終走向哪裡，都取決於我們將它當作一個開頭，還是一個結尾。**如果我們把它當作一個開頭，把所有的憤怒、憂慮、不甘、不平，都轉化為一種創造力，我們一定能幫助孩子，也能幫助自己建立一種新的日常，並探尋出更多的生命的意義。

但我也不想把這件事浪漫化為一件好事。它肯定不能算一件好事，那麼多的家庭活在可怕的旋渦裡，我自己也是在長達幾年的時間裡感覺深淵在一點點將我吞噬。

它真的，絕對絕對不能算一件好事。想來想去，說它是一個「大麻煩」，我自己覺得算是很貼切的了。很多人問我：你怎麼那麼想得開？「想得開」，我看著這三個字，覺得事情似乎沒有那麼簡單，我好像不是坐在那裡「想」，門就自然「開」了的。

所有大家看到的所謂「想得開」的家長，我都不認為他們是只靠「想」就能想得開的。這些年我認識了非常多的家長，裡面有很多有大智慧的人。我發現，**每一個我覺得很棒的人，他們的「想」，都是長年累月、一點兒一點兒「做」出來的。**「想」是一個經過提煉的結果，「做」才是過程。畢竟，在這個資訊已經太發達的時代，我們得到的關於如何去帶領孩子的理論和方法，不是太少了，而是太多了。想得太多，做得太少，才是這個時代的通病，不僅僅只是針對帶領孩子。

除了在生活裡一點兒一點兒地「做」，另一個面對「大麻煩」時重要的部分是：我們到底希望孩子變成一個什麼樣的人？我們要往哪個方向去「做」？

純粹個人觀念來講，我對「融合」是沒有什麼執念的。在我看來，「融合」除了給家長一種安慰：「我的孩子在普通學校讀書，他是一個普通孩子，至少有希望變成一個普通孩子。」對一些基本能力達不到的孩子而言，不一定是好的。因為他們比誰都知道自己不一樣。他們已經不需要隨時、隨地，都有人來提醒「你不一樣」了。

人，大概都是和同類待在一起才更舒適的吧。

想想我們自己，我們從小到大願意去結交的朋友，到底是什麼樣的人呢？如果要我每天和一群聊不來也看不上我的人一起玩兒，即便他們是有教養的、懂得尊重的，我也會心理壓力大到懷疑「我為什麼會來到這個世上受這種苦」吧？

他們只是我們的孩子，他們是獨立的個體，他們沒有義務來滿足大人的執念。他們有權利過盡量開心、舒適的一生啊。如果他們和同類待在一起更自在，甚至一個人玩兒的時候最自在，那又有什麼不可以？為什麼一定要讓孩子按照大人想要的方式生活？生在這個依舊擺脫不了「成功至上」價值論的世界上，大人的很多做法，在我看來只是把繞在脖子上的繩索勒得更緊了一些。當然，如果一個孩子特別喜歡上學，那證明他（她）在學校有一個很接納他（她）的融合環境，這就是最好最好的一件事，比孩子能夠學到多麼具體的知識都重要太多太多！

就我自己而言，我是有些為火娃慶幸的，他不需要學奧數，不會小小年紀就做作業到晚上十一點，沒有小升初、中考、高考的壓力。而我，自然也同等地少掉了這些煩惱。我們還可以避開所有的節假日高峰，享受便宜的旅行。

之前給我們提供單獨教室的那所華德福學校的創始人錢老師曾經和我分享過她的老師給她講過的一段話，大意是說特殊孩子在上一世可能是非常有能力且因此過得非常疲憊的人，這一世他們就是來休息的。

雖然有一些浪漫化的想像，但從某種程度來講，他們可能也是比我們要幸運的人，他們的人生初始設定，可能就是這一生不必有那麼多的現實束縛，他們就是來體驗和享受生命的。父母只是被選中來協助他們的同行者。同行多艱，是的，不可否認我們都很努力，但是不要「那麼那麼」努力，因為也有可能我們努力的方向不一定對呢。

有時候我會覺得有點好笑的是，生下一個特殊孩子，可能才能檢驗大家在初為父母時說過的話，是不是一個「紅巨星」一樣的謊言——紅巨星是宇宙中暮年的恆星，很龐大，看起來很美，但是密度太低，經不起一點兒推敲，很容易飄散在浩瀚的宇宙中。我們不是都會說那句「我別的不求，只求你健康、開心過一生」嗎？

大人是怎麼確定，他們不是所謂的「正常」孩子，他們就不開心的呢？其實是大人不開心的成分更多吧？

至少我在火娃身上看到，他們是很能自得其樂的，他們是可以過很開心的生活的，而且也很健康。火娃沒有什麼不開心，是我以前不開心而已。**我在一些很自在的孩子背後，一定會看到很自在的父母。反之，在情緒很糟糕的孩子身上，也一定會看到特別焦慮、控制欲和改造欲特別強的父母。**

這也是我個人為什麼特別抗拒「不正常」和「干預」這一類詞的原因，我覺得它充滿了自以為是的入侵，它在把一個人的價值觀強行灌輸進另一個人的身心。對我來說，這些詞語太冰冷了，它沒有溫度，不夠尊重，聽起來會有些「生而為人我很抱歉」的酸楚，還有一些無法調和的衝突——這並非咬文嚼字，而是，當我們下意識地選擇什麼樣的措詞，往往代表我們在無意識中已經選擇了一種什麼樣的世界觀。

我更願意用「特殊孩子／特需孩子」去代替「不正常孩子」，用「引領／帶領」去代替「干預」。就像我們和孩子一起去遠足，過程中有諸多困難，我知道他不會那麼順利，我理解他的困難在哪裡、他可以應對的困難的程度在哪裡。但我還是信任他，我堅定地走在前面，給他示範我可以怎樣走，他不必和我一樣的姿勢、一樣的節奏，但他還是要用自己的方式去走。他就是他自己。他走得慢，我會停下來等；遇到障礙，我會帶領他面對困難，我們一起探索解決問題的方式。最終，我最大的希望，只是他能享受整個過程，甚至可以不必到達那個終點。

我們向著遠山進發，遠山不是目標，遠山只是我們內心存有的美好願望，過程愉快就夠了。人生短短幾十年，我們要認真努力地活著，但我們沒有必要讓自己，也讓孩子，就像「我會活生生世世」那樣去「太過認真、太過努力」地活著。不管對人對己，那樣的一生都太辛苦了，會有些浪費這一個體驗「生」，體驗「死」，體驗過程中星光滿天、草長鶯飛、花開花謝的機會吧。

健康、開心最重要，這是真的。那個紅巨星一樣的謊言，其實初心都是真的，不要讓它變成謊言。當然，這只是我的個人觀點。畢竟，這樣「懶惰」的我，已經被不少家長明著暗著說我「耽誤孩子」了。我只是聽著，說得再明顯，我也只當沒聽到。

因為不一樣的人之間，無法溝通幾乎是絕對的（就像我們的特殊孩子，和他們的普通同學之間一樣）。大家從小的生長環境不同、性格不同、興趣愛好不同、職業背景不同、看問題的角度不同，連感情經歷也不同，總之就是三觀（人生觀、價值觀、世界觀）一律不同，這樣的不同不會因為共同有特殊的小孩，就可以自然而然地變作共同的。

我向來不喜與人爭論，我只做我自己想做的事，只和我喜愛的人聊天。之前十幾年的職業經歷，也讓我習慣了聽人說得多，習慣了謹慎地表達。有人需要、有人求助，我就適當地表達，不然我也就只是聽著罷了。**這個世界不是非黑即白的，很多事情只有不同，並無對錯。我們都只能選擇自己喜愛的方式過這一生，所以，少一點兒對他人的評判吧，各安天命即可。**

那麼現在問題來了：等你老了，你的孩子怎麼辦呢？

是的，中國現在在這方面的制度尚不健全，但是我們每個人，難道不都是這個社會的一部分力量嗎？有那麼多人在努力地改變這個國家的現狀，社會一定是會進步的。在教會孩子對這個世界有美好的期待之前，我們自己要先變成一個相信美好的人。這是一個蝴蝶效應，我們都是蝴蝶，只要我們努力地搧動翅膀，匹配我們的努力的明天一定會到來。

這兩年我學治療教育，得到了不少歐美各個康復村的消息，我知道有一部分先行者，正在嘗試將這樣的模式在中國推廣。我做記者的時候，也貼身採訪過重慶的慧靈機構（關於心智障礙者的服務機構），並和不少社工義工成為朋友。記得當時採訪的時候，最大的一個學員已經年過半百，他們在庇護工場裡做力所能及的工作，和同類一起唱歌跳舞、一起生活，社工們是陪伴者、照顧者、帶領者。他們過得沒有那麼苦大仇深，他們其實是很開心、很純粹的。這也是我餘生的夢想，能夠在大理，和一些志同道合的人一起，建造一個康復村，讓他們更有尊嚴、更自在地生活、工作。

抱怨、恐懼，都沒有用，改變一個社會，就像種一棵樹，最好的時機是十年前，其次就是現在。我個人相信，這些涓涓細流最終都會匯成大海。眼下，且先讓我們自己有一個穩定的內心，然後傻傻地去做吧。當我們在做的時候，我相信，時間一定會給出答案。

生而為人，你不需要「那麼」抱歉

有一天，一個家長帶著孩子來大理旅行，順便到我家來聊天，那是我們第一次見面。不記得我是說到了一件什麼事，大概是一件很小的、我覺得很正常的事，比如「孩子玩兒一個玩具玩兒到很興奮了會先站起來跑兩圈，回來再接著玩兒」之類的，然後他立馬接話：「我們的這種孩子，行為問題多啊，按下了葫蘆起了瓢——讓人顧此失彼。」

我剎那的反應是：什麼？這個真的稱得上是「問題」嗎？想起大學的時候收到第一筆稿費，我是躲到沒有人的洗澡間裡蹦跳、狂笑、做鬼臉起碼五分鐘，才鎮定地走回宿舍，當作這只是一件雲淡風輕的事的。開心的能量，與不開心的能量一樣，都是要透過做一些動作，才能輸出去不堵在身體裡的啊。

所以我當時是直接這樣回應的：「我不會把他們所有不同於所謂普通人的行為都看作行為問題。在我的標準裡，一個行為夠格成為問題，是因為它對其他人產生了很不好的影響——而且這是唯一的標準。」比如在公眾場合做一些不雅的事；比如走在街上突然迎面給了陌生人一個大巴掌；比如坐在餐廳裡面朝著隔壁桌子大喊大叫還往人家剛剛端上來的雞湯裡吐口水……這些都是行為問題，但是——關在自己的屋子裡自慰不是，青春期的孩子應該知道自己的身體是如何正常運作的；因為情緒實在失控給了媽媽一巴掌也不是，媽媽正好可以藉此機會教孩子說「對不起」，而且，要是碰上我這種媽，覺得孩子無理取鬧會馬上毫不留情地反手兩巴掌打回去的，禮尚往來嘛，孩子得知道，要是隨便打別人，別人一定會更狠地揍你的啊；想到了傷心的事情坐在餐桌邊莫名地哭了起來，為了解壓偷偷向自己碗裡的雞湯吐了口水，咦？好像挺好玩兒的，瞬間沒有那麼傷心了——這個也算不上什麼餐廳行為問題，反正雞湯是自己喝進去的。我還看見過成年人因為一時找不到紙，實在不知道怎麼辦，乾脆趁人不注意把挖出的鼻屎吃掉的呢。

如果旁人覺得看這樣的他們一眼或者只是聽說，都感覺受到了莫大的傷害，那是旁人自己的問題。但是偏偏，很普遍的情況是特殊孩子的父母會把孩子的所有「不同」都理解為孩子的「問題」，大家似乎已經都「生而為人，我很抱歉」了。

我自己也有那樣的時期，特別是生活在大城市的時候。大城市的氣場總是更容易讓孩子們壓抑和崩潰，而大城市的規則又總是那麼多，跪在公園的地上和一隻好不容易找到的昆蟲玩耍，都有可能被人用異樣的眼光審視。你怎麼能這麼奇怪呢？在公園裡，孩子得活潑開朗地和父母牽著手聊著天散步呀；得拉著海綿寶寶的小氫氣球蹦蹦跳跳地往前走還時不時回個頭啊；遇到小昆蟲，還得蹲下來小心翼翼地拾起牠，然後充滿愛心地把牠送回大自然母親的懷抱啊。孩子怎麼能那麼肆意地在路上跪下，甚至趴在地上和一隻小蟲子一起玩兒半個小時呢？他們得活得像個公園廣告片……

在火娃更小的時候，我有時候真的希望「你能不能趕緊給我昏倒」。因為那時他聽不懂話——我以前覺得，小孩子為什麼要聽話？那樣不是沒有性格嗎?!後來，從火娃的發展上我知道了「聽話」到底是什麼意思，**聽話不是唯命是從，聽話的前提是你能聽得懂，聽話代表你對語言的理解能力提升了，理解是溝通的前提。**

有一次，我帶他去深圳玩兒，飛機上四人一排，我們被兩個陌生的男人夾在中間。那天的飛機，就像一個飛機中的自閉症兒童，很不安分地一會兒上一會兒下。火娃的耳朵很不舒服，他選擇對抗不舒服的方式就是拚命吃巧克力豆——那是上飛機之前送機的朋友買給他的禮物，他一直緊緊抱在懷裡。我讓他不要吃這麼多，如果耳朵不舒服可以喝點水或者吞口水，可是他根本聽不懂，也沒辦法模仿我做的動作，他只是崩潰地大聲嚷嚷：「要吃巧克力豆！」——他應該是發現咀嚼的動作可以讓自己暫時舒服些。周圍的人已經在往我們這邊看了……因為周圍的成年人也已經被這趟「自閉症飛機」搞得很煩躁了。現在又多了一個自閉症兒童來搞事！

我只能無力地選擇了放棄——隨你便吧，吃吧，吃吧！給我安靜一點兒就行！然後，在又一次顛簸的時候，他順利地吐了自己一身，再加上我的半邊身子……讀者可以腦補一下巧克力豆的顏色……

說來好笑，在我還處在頭腦轟鳴中時，坐在火娃左邊的男人已經第一時間「唰」地站起來，鎮定地交代空姐給我們拿來了水和紙巾。在我狼狽地把火娃脫得只剩一條內褲之前，他又讓空姐送來了藍色的小毯子。那是一個瘦瘦高高戴著眼鏡的中年男人，很有風度。在我一邊給他不斷道歉一邊說「謝謝」時，他輕輕地問我：「他是不是吃太多了？」

我想這一定是個經驗豐富的爸爸，從火娃開始狂吃巧克力豆開始，他就已經做好了萬全的準備，他等這一刻已經等很久了。裹上毯子，火娃終於安靜了。因為他發現稍微動一動，毯子就掉了。他的所有注意力，全部集中在了不暴露自己的身體上。

在最後一次對左鄰右舍說了抱歉之後，我閉上眼睛靠在座椅上，長舒了一口氣。這才是我覺得必須要說抱歉的時刻。

身為一個特殊孩子的家長，我們這一生註定要使用幾十倍甚至幾百倍的「對不起」，但是，但是，但是——還是要保持清醒，**我們不需要為那些不該道歉的事情道歉，不需要為所有旁觀者的不快負起責任來，因為所有的人都帶著缺口在這個世界上生活。很多不快的發生，是人們自己需要去修行的功課，其實是輪不到你來說抱歉的。**

比如，有一次我和K帶著孩子們去泳池，那時小S正迷跳水。他一次又一次往水裡蹦，享受著沒入水裡又靠自己的努力浮上來的舒爽。很多大人一開始會被這個陣勢嚇到，但是因為他專注於精進自己的跳水技巧的樣子實在太可愛了，而且他畢竟是個俊美的混血兒——顏值高的人總是會得到更多的優待，大家很自覺地移到了不會被水花濺一臉又可以看得到他的地方。我看到很多人都在笑，那是一種欣賞的笑容。

但是，有一個女人被激怒了，她沒有選擇換一個遠一點兒的地方，她只是一邊執拗地繼續承受著濺起來的水花，一邊翻白眼和咒罵。罵的呢，我只能說，真的超難聽。難以想像一個成年人怎麼會對一個陌生的小孩罵出那麼多可怕的話。

我有一點兒於心不忍，問K：「我們需要做什麼嗎？」

結果K點了一支菸，笑著說：「不用。他（小S）都沒在怕，我怕什麼。」

於是，我們就靜靜地坐在泳池邊，看看最後到底會發生什麼。到最後，我們已經產生同情了，不是同情被咒罵的孩子，而是同情那個女人——這個孩子可是有自閉症啊，你不把他抓住，和他正面對決，光這樣罵罵咧咧氣到吐血到底有什麼用啊？他此刻專注於自己的極樂世界，根本就聽不見你說的啊！

家長需要對她說抱歉嗎？我覺得K是比我有智慧的，當家長拋棄「生而為人，我很抱歉」的慣性，頭腦足夠清醒時，就會知道這是不需要說抱歉的。因為這就是這個女人需要去面對的功課——**直視帶給你困擾的人，說出你的感受，去解決問題。這些都是需要勇氣的，一味地抱怨，只不過證明你在生活裡是一個缺乏勇氣和自信的人。**

抱怨是一種最無用也最無能的情緒。因為困擾你的那個人甚至根本連你正在困擾著都不知道。最後的結果，是她成了泳池裡那個最不開心的人，她根本沒辦法享受玩水的樂趣了，她氣呼呼地爬起來，一邊繼續罵一邊走出門去。

而小Ｓ還在一遍又一遍往水裡蹦，就在那天，他學會了憋氣。

嗯，很抱歉，沒辦法跟你說抱歉。

當我們在談「堅強」的時候，證明我們已經被消耗得很慘了

有一天深夜，我被一個媽媽拉著聊了很久的天。她反覆說：「你真的是一個好堅強、好偉大的媽媽，我真的好想學你去大理隱居。」說實話，每次碰到這樣的聊天場景，我有點不知道怎麼接話。我覺得「堅強」、「偉大」這些詞語太悲壯，我有點承受不起。

總會有一些時刻——遇到挫折、疾病等，是需要我們堅強的，它能幫助我們過那個坎兒。然而，我覺得呢，如果「堅強」、「堅持」等詞語，留存的時間太久，變成一種生活的常態，那麼證明我們已經被消耗得很慘了。

當最開始火娃被診斷出自閉譜系，我對這個還一無所知的時候；當剛遷居大理打亂

仗的那四個月，刷牆刷到胳膊連筷子都拿不穩的時候，我也是靠著堅強才挺過去的。而後，當我對自閉症愈來愈瞭解，對火娃愈來愈知道如何帶領，當諸事漸漸步入正軌，我的生活裡其實已經沒有「堅強」這個詞語了。我覺得，**只有當我們意識不到「堅強」、「堅持」、「努力」、「挺住」等詞語的存在時，才代表我們不再失衡。**

另外，再說三遍：我沒有隱居，沒有隱居，沒有隱居。如果你只是想找個地方隱居，千萬不要來大理，大理是個生活氣息特別濃重的小城，它不能讓你逃離生活，而是讓你踏踏實實地回歸生活本身。當然，我並不想為大理代言，因為每個地方，都有適合它的人，就像你和誰戀愛、養哪隻狗一樣，萬事萬物都講個緣分。我只想談一談這場看起來十分巨大的改變，對我的改變。

在之前的很多年，我都是埋頭趕路的人，我沒有什麼心情去看每一朵雲。在剛剛遷居、生活一團糟的那些日子裡，我甚至很不能理解為什麼朋友們那麼痴迷雲彩。我跟他們說，我對雲沒有興趣。確實也是，之前的我即便出去旅行，看到雲也和看到一塊肥皂的感覺沒有太大區別。它就像從我的眼球擦過一樣，我好像切切實實看見它了，一團一團的、捲曲的，但它和萬事萬物一樣，我看見它們，然後它們擦過我的眼球，然後我頭一轉就跟它們永別了，它們沒有走進並住到我的心裡。而當我能時不時抬頭欣賞一朵雲，每天都能給自己泡一壺茶；當我和孩子一起上下學，路上我們還可以很自在地唱一路的歌；當我不再時不時必須要去購物、必須要去大吃一頓、必須要去打一場持續十二個小時的麻將……我知道有些東西已經不一樣了。

那時候的我為什麼有那麼多的物質欲望，那麼多需要大快朵頤的時刻，為什麼要必須強迫自己集中於玩樂才能什麼事情都不想？其實就是因為埋頭趕路的壓力太大了，我無法平衡，必須得找個出口。

回頭來審視我和火娃成為母子的這些年，我曾經以為，對比已經活成社會新聞的很多媽媽，我已經做得很夠了。我曾經聽說有一個家庭裡有一個孩子，從小不說話，就像木頭人一樣。聽到這個故事的時候，我還不知道「自閉症」這三個字。後來有了火娃，突然想起這件事，我想，那個孩子應該就是一個得了重度自閉症的孩子了。

父母嫌他丟臉，將他一個人丟在上鎖的頂樓，每天只有奶奶給他送飯。家人對所有的親人宣稱，他已經得急病死了。隨著時間漸漸過去，更多的人已經忘記他曾經活在這個世界上，所有人都認為這個家庭只有一個孩子，那就是父母後來生的弟弟。後來，奶奶生病了，沒辦法每天去給他送飯，他就真的一個人靜靜地死在了頂樓。在一個漆黑的夜裡，他被父母偷偷運出家門，埋在了高高的山上，沒有墳墓，更沒有墓碑。

一切都被掩蓋，就像從來沒有發生過一樣，就像他的出生、長大、死亡，如流星一般。這件事，雖然被夜晚路過的鄰居撞見，但是，他們達成了默契。這個孩子，最後成了一個大家會在背後議論，卻從來沒有被證實的祕密。這當然是個極端案例。但是，以各種形式被父母放棄、漠視的特殊孩子，真是不少見的。

以前，為了給火娃找學校，我去過重慶的很多機構。記得有一家是除了走讀、一週接送一次的寄宿，還有一個月的寄宿，和一年一次長期託管的。我告訴自己不要輕易評判，但是，當老師偷偷告訴我，那幾個被長期託管的孩子，其實早已經被父母放棄的時候，我很難心平氣和地告訴自己：每個人有每個人的難處。

我看著一個大約七八歲的孩子，坐在院子最邊緣的柵欄邊，衣服舊舊的，臉上一點兒表情都沒有。當時，我內心是痛到底的，我覺得，這人間真的好苦啊。

我只能忍住要奪眶而出的淚水，緊緊牽住火娃的小手。誰說他這輩子註定艱難？他上輩子應該是做了很多的好事，所以此生才能投胎投得這麼好吧。

那時，我是真的覺得，我做得很好了。當然，以那時的我來說，那確實是我能提供的最好的。但是，對比現在的我和他來看，我會覺得那時也是很不夠的。因為在**從前，我內心裡有很大一部分在秉持著「我要成為一個負責任的母親」，而一段關係一旦「責任」加身，人就已經被消耗了，就跟「堅強」一樣。**

有一次，一個讀者來大理看我，她講到從她還是個嬰孩的時候，父親就移情別戀沒再管過她們母女。從此，母親一個人拉拔她長大，拒絕再婚，甚至拒絕戀愛。在很多親戚的眼裡，她的母親是最負責、最堅強、最偉大的。

這當然無可厚非。可是，她還說，這種巨大的犧牲在長達二十多年的日子裡，時常把她壓得喘不過氣來。那是一種極強烈的負罪感。從小到大，母親做的所有的犧牲，似乎都在提醒她：你看我為你付出了多少。每次她做錯事，即便只是放學的時候和同學在路上玩兒晚了一點兒，母親的痛罵中都必然有一句——「我為你做牛做馬，你怎麼這麼不爭氣！」

最可怕的是每年各種節慶的家族聚會，每個親戚都用上不同方法一遍一遍地告訴她：「你看你媽對你多好，你以後一定要對你媽好一點兒。」所以，她從小就學會了隱藏自己的一切情緒，不撒嬌也不生氣，她是一個令母親極其欣慰的「懂事」的好孩子。

她很坦誠地跟我說：「其實我每次看到我媽被親戚誇，就特別自豪的時候，都覺得她很可悲。我的理智告訴我：我要感激她，我要報恩；可是我的情感告訴我：我討厭，甚至痛恨她的表情。」

她的第一個也是唯一一個男朋友跟她是高中同學，生長在另一種不幸福的家庭裡，爸媽常年打得雞飛狗跳。他們約好要考上同一所大學，要組建一個「比我們自己的家庭好一萬倍」的新家庭。可是被她媽媽發現了。在高考沒剩幾天的時候，她闖進學校大鬧教室，咒罵那個男孩。前一晚，她剛剛詛咒完自己的女兒。

那一年男孩只考上個三本大學（第三階段才被錄取），沒考好。她聽同學說他無心重考，以他的條件，重考是絕對沒問題的。她知道如果自己去勸他，事情也許會不一樣。可她那時懦弱了，她選擇繼續做一個好孩子。從此，他們失去了聯繫。她再也沒有談過戀愛，她覺得自己是個災星。

這是一個普通的孩子面對母親的「犧牲」的故事。

我一直認為，特殊的孩子並不是沒有感情的人，他們很多時候甚至比普通人更加敏銳。當父母為孩子犧牲太多的時候，那種「是沒用的我毀掉了你的人生」的負罪感，孩子都領會得到的，他們只是無法表達。所以，**為孩子做了什麼，不是最重要的。在做這些的過程裡，父母是真的心甘情願、很享受地去做，還是靠著「堅強」、「犧牲」的動力在做，帶給孩子的感覺是完全不一樣的。**

你有光，孩子才會開心地跟隨你的方向。

我是搬了家、和孩子一起過了另一種生活才知道，母子關係可以如此輕鬆、愜意。我根本意識不到我需要責任，我們只是一起玩兒、一起生活就可以了。

所以，**當我們提到「堅強」時應該想到什麼呢？也許就是向內看一看這兩個字的背後，到底代表我們軟弱在什麼地方吧。**

當抱團取暖的時候，我們要警惕的事

曾經有一個朋友，在他要來我家之前我就很猶豫，但我又很想看一看，他本人是不是我想像中的那一種人。之前他在微信上說的一些話，讓我感覺有些不舒服。他也是我微信裡至少一千個特殊家長中的一個——這些年，因為幾篇發在微信版上的關於我和火娃的故事，還有分享治療教育學習感想的文章，不知不覺間就加了這麼多人，並和其中的不少人成了朋友。

從加了好友開始，他就不斷給我發孩子的各種照片、視頻，告訴我孩子的情況非常好，「今天孩子的作業完成得特別好」、「這次考試孩子幾乎每門都是滿分」、「我們馬上要坐飛機去美國玩兒了」、「我孩子畫的畫是不是特別棒」。

不過生了一個小孩

每次我都熱情地鼓掌，我是真的覺得這樣特別特別好，如果每個特殊家長都能這樣接納自己的孩子，覺得孩子特別棒，那還有什麼可焦慮的呢？天塌下來當被子蓋囉！真應該多一些這樣的人來分享他們的喜悅，告訴更多的人：只要你願意換一個角度來看，一切都沒有那麼糟糕。

但是，漸漸地，畫風有些變了。首先是他開始特別關注火娃。比如，秀完孩子的作業，我表達完欣賞，他會問：「火娃最近怎麼樣呢？」

「他連筆都還不怎麼會用呢。」

「哦，那你是要多操點兒心。」

接著又開始講：「孩子纏著我要聽故事呢，我去講啦！」

我說：「多好，快去快去！」

他：「火娃會聽故事嗎？」

我：「呃……還是會的。」

他：「哦，那還算好。我認識有些孩子，連故事都不聽的。」

咦……好像哪裡變得怪怪的，有沒有？

後來，他在說自己的孩子時，開始說其他認識的孩子了。

「我們家孩子的平衡能力還挺好的，你看這是他走花台（他給我發了個視頻）。我認識一個孩子，真是可怕得很啊！路都走不穩，六七歲了走路還要撞牆，而且撞了牆還要發脾氣，自己再去撞幾下，你說可怕不可怕？」

我：「不覺得可怕呀。從小大人不就教我們，走路摔倒了，不是我們的問題，是地的問題，要去踩一踩的嗎？」

他：「我覺得他是神經有問題，痛覺神經有問題，撞牆多疼啊。」

我：「即便痛覺神經真的不發達，自己去探索一下疼痛的感覺也是好的吧。也可能他只是在感受邊界，甚至他只是覺得這樣很好玩兒。也許沒有大人想的那麼複雜。」

那時，我還是在努力地克制。我這個人哪，背後說人壞話一套一套的（還會把人寫到書裡），當面就很難不給人台階下。後來，又有一次，他說：「上次我看到一個孩子，十二歲了，估計是小時候大人給他吃藥吃多了，現在提前進入青春期，情緒問題嚴重得很！家長也不重視！我的孩子將來要這樣，我就把他關起來不讓他見人，我是受不了的。」

這一次，終於到了我的極限了。我說：「你選擇怎麼對待你的孩子，那是你的事，別人無權干涉。但是，你在談論的這個十二歲的孩子，是別人的孩子，也是一個在很艱難很艱難地努力長大的特殊孩子。你自己的孩子也是不一樣的，己所不欲勿施於人的道理你總歸是懂的吧？而且，他的父母是否重視，不是你見了一面就可以輕率下結論的事。我不喜歡聽到你在背後這樣去評判他人。」

他很尷尬：「沒有沒有，我倒也不是這個意思。向你學習，向你學習。」還附帶打了兩朵玫瑰花。誰稀罕他這兩朵假玫瑰花。

按說到了這一步，大家就沒什麼繼續交流的必要了。但是，一個月後到了小長假，他說要帶孩子來我家「拜訪」我，他認為我們要「抱團取暖」。

到底見不見呢？我一開始肯定是不想見的。因為據我初步判斷，第一，我覺得他是一個習慣對他人有太多評判的人；第二，我覺得他的攀比心實在太嚴重了，他一直在找比他的孩子「更差」的孩子，從他們身上尋找存在感。這一點著實讓我不能忍。至少，這是一個白目的人。我都表現得對他那麼抗拒了，他怎麼還是要堅持見面呢？

但我又想了想，覺得這未必不是我對他的一種評判，所以我便答應了見面。當然，如果萬一我的判斷是真的，我也不想讓火娃去接受一個不知道哪兒來的陌生人的指手畫腳，所以我讓我爸媽帶著火娃去朋友的客棧玩兒了，我不打電話不准回家。

來之前他隆重地介紹了一下自己，某某公司的總監，還讓我去網上搜索一下，指導我要用什麼樣的關鍵詞：「可以直接看到我們公司和我的個人介紹。」當然，我並沒有去看。不是針對他，而是我不是很喜歡預設一些東西，我也沒有被他人的身分標籤等等影響自己的判斷的習慣。就像我從來不會因為某部電影評價不太好，就認為這部電影不值得一看，只要是我感興趣的題材，我都會先去看一看，再來說我自己的真實想法。

來過我家的陌生朋友，不管是相遇的普通人還是特殊家長，都知道我這一點，我從來不事先打聽他是做什麼的，甚至，我都不主動去打聽孩子是什麼情況，他要給我介紹，我就聽著，僅此而已。相比身分、資歷……我比較相信自己的感覺，更相信人的氣場相投，可以超越很多標籤。所以，從小到大，我的朋友都是三教九流，形形色色，什麼人都有。「仗義每多屠狗輩」——有情有義的多是低下階層的人，這句話有時候是很有道理的。

那一天的見面，最後果真只能用「尷尬到死」來形容。

我讓他的孩子選了一些玩具，送他到遊戲房，我們就開始坐下來喝茶了。寒暄過後，就開始了尷尬的對談。

他：「你以前是做什麼的啊？」

「在報社工作。」

「哎呀，那你很有才華呀！我做這一行啊，就是累（此處省略他洋洋灑灑地談論自己的工作有多麼高端，並隱晦地說明自己剛剛買了一套有大露台的大房子）。那你現在靠什麼生活啊？」

「網上賣點土特產，再寫寫稿子。」

他確認了一下是微店還是淘寶：「哎呀，那你很累啊！你這媽媽當得也是夠偉大的（環顧四周）。可惜你的孩子不在，想看看你的孩子是什麼情況。我看你的孩子這樣，你也不愁哈？」

我喝了一口茶：「還好吧。」

「是真的不愁嗎？」

我失笑，只能說：「愁也沒用嘛，是不是？」

他哈哈大笑起來：「這話倒是不錯。我以前愁，現在也不愁了。孩子現在還不錯，在課堂上基本能跟得上，還能舉手回答問題了，加減沒問題，乘除還要費點兒勁。」

我笑了笑，繼續喝茶。他看我沒反應，接著說：「還是你們在家上學的好啊，我們這孩子上普通學校，孩子累，家長也累。」

我……我是真的不知道該怎麼接了。接下來還有呢。他問：「你就這樣自己教啊？但是你不是專業的老師，你不怕不會教啊？你覺得最近孩子有進步嗎？我就不行，我是真教不了他，主要也忙。」

我穩定了一下心神，說我學過治療教育，自己的孩子還是知道怎麼教的，即便有缺憾，那也是沒有辦法的事，兩害相權取其輕吧。我沒說的是，我和同學兼好友K、L有一個共識就是：我們擁有的知識不是太少，恰恰是太多了，剩下最重要的其實是「做」，即便做到十分之一，甚至二十分之一，孩子都會一點兒一點兒進步的。

他瞪圓了眼睛：「你還學過治療教育啊?!那你很愛學習啊！」

我無言以對。

都看出問題在哪裡了吧？他其實對我一無所知，他雖然是看了網上的文章後來找我的，但顯而易見，他並沒有看得很仔細。他對我的一系列提問，包括我從前的職業經歷、我學習治療教育的過程、我和孩子大概過著什麼樣的生活，其實在我的文章和我的朋友圈裡都寫得清清楚楚。但是，他一點兒都不關心，他根本不管他來「拜訪」的是什麼人，他只看到了他想看到的東西——他覺得從我的描述當中，看得出來火娃應該比他的孩子要「差」很多，這是來找存在感了。

我不知道他過去經歷了什麼，但莫名地，我對在我家的遊戲房裡默默玩耍的那個孩子，有了一些憐惜。有這樣老是要橫向對比、要求特殊孩子要「最近有明顯進步」的老爸，他在普通學校裡應該過得其實沒有爸爸描述的那樣好吧。很多家長都應該知道，教小孩是沒有那麼快的，很多進步，要付出極大的心力，要極為耐心地等待，有時候你都會懷疑自己到底是不是在做無用功，才會在某一天終於來到的（當然也有很多很多時候，真的不會來到）。他們沒有那麼多可以拿來炫耀的「最近」的進步。

那一天我真是感慨萬千。很多人會安慰我說：你有一個特殊的孩子，孩子體會不到競爭的壓力，這樣多好。是的，原本是很好的，這未嘗不是他們甚至是我們的福氣，但是大家忘了一個很現實的事是：孩子的家長是有競爭壓力的。而且，目前我看到的很多家長，他們的競爭、攀比，真是一點兒都不輸的。

自己的孩子好不容易學會了數數，扭頭一看，人家都會加法了，心急如焚：「你還不給我坐下！趕緊給我學習！你又在吃！吃什麼吃，你是豬嗎?!」等會了加法，總會看到還有一個孩子已經在做乘除了；等會了乘除，我的娘啊不得了，那家的孩子已經在拉小提琴了!!!「你們以前可是在一個機構訓練的啊，這同一個戰壕怎麼出了你這麼個歪瓜裂棗！」

覺得自己的娃最差，這是一種，另一種是覺得自己的娃最棒。「你們家娃沒有情緒問題，那又怎樣，我們家的會畫畫，你們家的不會；你們家娃會畫畫，那又怎樣，我們家的會彈鋼琴，你們家的不會；你們家娃會彈鋼琴，那又怎樣，我們家的已經上普通小學了，你們家的不行；你們家娃上普通小學了，那又怎樣，考試都不計入考核的，最多讀到三年級就不得了了，我們家的至少開心啊，你們家的開心嗎；你們家娃開心又怎樣，我們家的長得好看；你們家娃長得好看又怎樣，我們家的沒有情緒，還會畫畫……」

真是很想念一首〈七步詩〉呢，「都是特殊娃，相煎何太急啊！」你說怎麼抱團取暖？就因為都有特殊孩子，本來早已在各個分叉口愈走愈遠的成年人，就可以自然相通親如一家了？那是不可能的，都是假象。

兩個特殊孩子的家長能夠成為朋友，或者說能夠抱團取暖，孩子們只能是錦上添花的催化劑，這樣的兩個人，即便沒有共同的境遇做為媒介，一樣可以成為朋友的。反之，如果大人們本身觀念、脾性、追求等完全不合，勉強因為孩子來抱個團，最後也只會漸行漸遠，甚至演變成指責大戰也是不少見的。

我想，衡量抱團取暖到底能不能夠成功，要看兩個成年人在一起，是不是只能談論怎麼去「干預」孩子？是不是除了這個話題沒法交心談很多其他的東西？你的人生選擇、你的童年陰影、你的感情困惑、你對人生意義的思考、你的夢想……你願意分享給對方嗎？還是說大家即便面對面坐著，中間也像隔了《穹頂之下》（美國科幻電視劇）裡那個巨大的透明罩？甚至，是不是連談論孩子的時候，大家都只是表面敷衍迎合，背地裡根本不認同對方所做的努力？

如果是這樣，那這個抱團就只是形式而已吧，它只會在熱鬧的歡聚之後，讓你覺得更孤單了。又或者說，**當我們根本意識不到「抱團取暖」這四個字，當我們在一起時會時不時忘記大家都有一個特殊孩子，而僅僅只是把對方當作很好的朋友的時候，才能真正溫暖到彼此吧。**

給二胎媽媽們的幾個建議

有個媽媽最近為了兩個孩子的事情來求助於我：她女兒九歲，兒子三歲，勢同水火。爸爸覺得他們只是孩子，基本靠吼來鎮壓；媽媽除了讓姊弟倆吃飽穿暖，對教育無能為力，最初她靠絕對的平均主義來緩和衝突，所以很長一段時間，她學齡的女兒還跟小六歲的弟弟一樣用奶瓶喝嬰兒牛奶。

女兒的情況是邊緣自閉，算是非常輕微的，隨著年齡的增長，她的情況愈來愈好，已經基本能隨班就讀。生弟弟有兩個目的，第一是爸爸真的很想要一個「健康」的孩子；第二也是特殊家長們普遍都會想到的，生一個弟弟或妹妹來照顧大的。

我也不知道有多少個特殊家長來問過我「要不要生老二」這個問題。他們最大的糾結當然是集中在：「萬一運氣就有那麼差，下一個又是特殊孩子呢？」

只可惜，對此我並沒有什麼發言權。我和火娃的爸爸離婚的導火線，其實就是因為他很想要老二。那天早上，他突然問我，可不可以正式考慮一下生老二。他給我的說法是「很想享受一下普通孩子帶來的樂趣」。

我沒有回答，只是默默地出門去上班。那天，坐在辦公室，我幾乎什麼也沒幹，只是在想，是不是終於到了要將這一段歷程結束的時候了。

他內心是愛火娃的，但是在實際行動上，其實我並不認可他這些年來身為一個爸爸的工作。生老二這件事，我理解為是一種逃避。

在我們還沒有搬到大理來的時候，社區裡的老太太最愛這樣逗散步的火娃：「火娃，你爸爸長什麼樣子啊？為什麼我們從來沒有看見過他帶你出來玩兒啊？」

我不知道那個時候火娃聽不聽得懂，他總是默默地自己玩兒，但我知道，他和爸爸的感情向來很平淡。爸爸如果出差，他不會想念他。視訊的時候如果是看見小姨，他會高興得去吻螢幕，而看見爸爸，是連一丁點兒笑容都不會有的，他會打呵欠。

像某些社區老太太那種隨口就問的老人，其實充滿了她們自己都不能察覺的可怕惡意——養育一個特殊孩子，你會看到很多很多這樣的人。但我不能當著孩子的面去和她們爭吵，我會選擇非常冷漠地直接帶著孩子離開。

但是，從另一個角度看，就可以知道在我們那個家庭裡，爸爸缺席到了什麼樣的地步。如果他能把火娃帶得非常好，我會覺得，冒一定的風險是值得的，即便再生下一個孩子真的有問題，那又怎樣呢？我知道他是一個面對問題就能解決問題的人，這就夠了。但是，如果沒有對第一個孩子非常負責任，而僅僅是想要一個「更好的孩子」，這是我無法接受的。何況我們的感情早就淡了，淡到他在外地工作差不多兩年，我覺得生活裡沒有這個人一點兒問題都沒有的地步。

我們幾乎從來不吵架。在朋友眼裡，我們是模範夫妻，這就是為什麼得知我們離婚之後，還有人到中年的男性朋友半夜喝醉了打電話哭著問我：「你們感情這麼好，為什麼要離婚？」他不知道的是，不吵架不是因為感情好，而是因為我們已經淡到完全沒有期待。

那天晚上我回家，一切如常。當家人睡下，我拿了一包菸一個菸灰缸，放到床邊，對他說：「來吧，我們聊聊。」他問我是不是要聊關於生老二的事情，我則點上一支菸，深吸一口氣，說：「我想離婚。」這句話話音還未落，我的眼淚已洶湧而下。十年的婚姻，我在一天之內考慮清楚並迅速做了決定。對於此時的眼淚，我很確定我並非有什麼不捨。我哭的只是流淌到再也看不見的遠方的、一去不復返的歲月。

現在，身為一個單親媽媽，我就更沒資格給出什麼建議了，畢竟，我得先給孩子找到一個爸爸。所以，我無法以一個成功母親的身分來分享什麼，事實上我很懷疑母親們是否真的會懂孩子們怎麼想，還是家裡看起來風平浪靜就覺得自己已經很成功了。我曾經是一個家庭裡的長女。我有一個朋友，他是一個家庭裡的小兒子。我們代表了矛盾的雙方，也許聽一聽長大之後的我們如何回頭來看小時候，可以讓媽媽們有一些借鑑。

那是幾年前，我去北京簽我前兩本書的出版合同，他是出版公司的老闆。晚飯後他帶著我穿過公園，送我回另一邊的酒店。那時我們都三十多歲了，但是偶然聊到家庭，我發現我們都還活在小時候。

這是第一個需要媽媽們警醒的地方，不要覺得「長大了就好了」。所有在童年裡沒有得到足夠支持的孩子都會尤其渴望長大，他們也以為長大了就好了。可是沒有那麼簡單，所以，**問題發生的時候就是解決問題最好的時候**。

我小時候認為父母偏愛妹妹，可能因為我年長，身體也更強壯，他們覺得我不需要那麼多關愛。我從小習慣於表現得特別獨立和能幹。我以為變成一個懂事的孩子，會得到他們多一些的愛。可是，那樣只讓我更不得寵，因為，父母可能會覺得：你既然都這麼能幹了，那不妨對你要求更多一點兒。

這是第二個需要媽媽們警醒的地方，如果你的孩子特別懂事，千萬別忙著炫耀，請一定對他們更多地關注，要知道乖孩子的傷永遠是最多的。如果你的孩子還處於索愛的時段，不要覺得他們不懂事，要知道，這是因為他們還信任你，他們還能在你面前表達自己的意願，你要做的只是讓他們得到他們想要的對愛的確認，請多一些和他們單獨相處的時間，和他們的心去對話。不要讓孩子帶著怨恨，成為很獨立卻孤單的人。

而他身為一個被寵愛的小兒子，對此卻是這樣說的：「我有無數次想跟我爸媽說，我求求你們不要對我這麼好，我不需要！你們對我的偏愛就是在挑撥離間！我求你們去看看姊姊！看看我唯一的親姊姊居然從小到大都只想整我，看看我這一生因此過得多麼痛苦！」他說，他姊姊整了他幾十年，童年時的毆打、陷害之類當然都一概不缺，長大之後他們各自發展成老闆，又用商場的方式來整他，互撂狠話甚至打架是家常便飯。

講到那些往事，他躺在公園的長椅上望著夜空哈哈大笑，我覺得他笑得好傷心啊。但是，他很堅定地說，他崇拜姊姊，他愛她，他這輩子最大的願望，就是她也能愛他。

你看，在一個不平衡的家庭裡，沒有人能獨善其身，所有人得到的痛苦只是形式不同而已，嫉妒有嫉妒的痛，被忽略有被忽略的痛，看起來得到寵愛的人，也有他們的痛。

因為**對於大孩子來說，他們出生時面對的是父母，他們想得到的也是父母的愛。對於小孩子來講，他們出生時的世界裡是既有父母也有哥哥姊姊的，他們想得到的愛，是來自所有人的，缺少任何一個都是巨大的傷口——這就是第三個需要父母們警醒的地方。**

我就是因為明白了這個，所以才能如此坦率地寫這樣的文章。很多年裡我對童年都耿耿於懷。我和我妹妹真正心靈相通、毫無芥蒂，其實是後來短短數年，我們共同面對了很多事，而她也很自信地向我展現了她做為一個成年人的智慧後才達到的。她不再是讓我嫉妒的妹妹，她成了我非常重要的朋友，是我最信任的那個人。

這就是最後我要分享的：**即便很遺憾，所有的問題都沒有在最好的時機去解決，但只要活著，一切都不是終點，永遠不要拒絕變化、拒絕長大。不要一直回望小時候啊。**

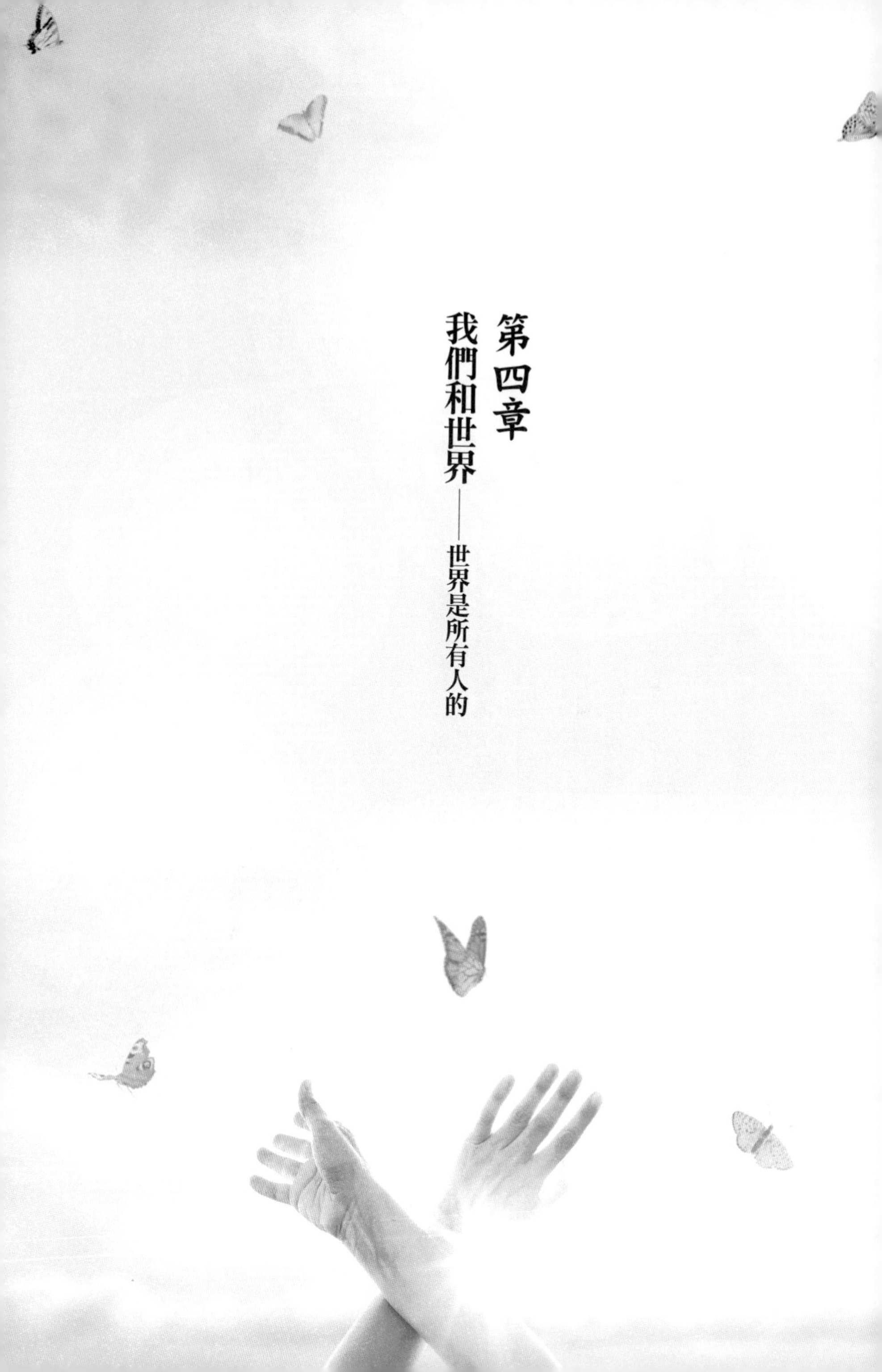

第四章

我們和世界——世界是所有人的

法器一般的兒童

在這麼多年帶著孩子和這個世界打交道的過程中，我發現孩子就像某種法器，他可以直接照見和他接觸的人內心豐盈在哪裡，缺失又在哪裡。

有一次，我們在一個海邊的公園玩兒。那個公園在臨海的地方有非常多的石頭和廢棄的水泥板，水泥板沒有任何規則地擺放著，有些已經斷裂，裡面的鋼筋都翹起來了；有些長了很多青苔，看起來確實有一點兒危險。但是火娃的平衡能力不錯，危機意識也很好，而且我評估了一下後果，即便真的掉進去，以邊緣的水深看來也不會立刻淹著，掉到陸地的那一邊就更輕鬆了，幾枚ＯＫ繃就可以搞定，連衣服都不用換。所以，當他想在那些石頭和水泥板上往前走的時候，我當然就允許了。

一路上真是千人千面。

有老太太毫不猶豫地大聲幫我訓斥他：「你這孩子怎麼這麼皮！你太皮了！」回過頭來看我只是笑著，沒有任何承她好意的意思，不滿地又說了一遍：「你這孩子太皮了！」這麼緊繃又沒有界限感的老人，如果有兒孫，應該是很不討喜的吧。那天她也確實是獨自一人，帶著滿滿怨氣氣呼呼地走了。希望她的餘生能活得輕鬆一些。

有拉著手的年輕情侶一直看著他笑，說：「這個小男孩長得好帥啊。」走過去了還回過頭，看見他差一點兒滑下去又馬上抓住一根搖晃的樹枝迅速把握住了平衡，臉上浮現出近乎寵溺的神情，笑出聲來。愛情真是個好東西啊，就像隱形的天線，看得見一切可樂的東西，或者說看見什麼都可樂呢。

有一群大概初中生模樣的男孩子笑著對他吹口哨，我覺得那個口哨想表達的是：「嘿！哥兒們，很爽吧？我們懂你！」火娃很明顯接收到了這個友好的訊息，他站在石頭上開心地對我笑了笑，並給自己鼓起掌來。

有年輕的爸爸問坐在肩頭的小女兒：「哇，你看哥哥爬得好高！你想去嗎？」小女兒歡快地說：「想！」爸爸笑起來：「那你要乖乖吃飯，長得再大一點兒就可以去啦！」嗯，等再大一點兒，希望可以有緣再見。

有一個年紀比火娃小一些的男孩子最令我印象深刻，他回頭看身後的樹林，又看看我，最後很誇張地衝著火娃叫：「哥哥，這個很危險！你會摔死的！快下來！」我想，樹林裡那三三兩兩閒坐的人中，應該有他的家人，這些話是他說給家人聽的。但我明明從他的眼睛裡，看到了一種豔羨和渴望。他的內心其實是很想像火娃一樣，做一些看起來很危險的動作，挑戰一下自己的能力的。

我走到離他兩步遠的地方，背對著樹林，偷偷對他眨了下眼睛，小聲問他：「你想去嗎？」他很警惕地大聲回答：「不想！因為這很危險！」我被逗得笑了起來：「你怎麼這麼一身正氣！」希望他會背著爸爸媽媽做一些自己真正想去試一試的事。

只是一次路過，都能照見這麼多，那就更不用說和火娃打了快九年交道的我了。曾經，火娃照見的我，是一個恐懼、焦慮、無知、懶惰的人。剛知道火娃是自閉譜系的那些年，我看了很多關於特殊孩子的家長應該怎麼活著的文章，現在想來我是選擇性地只看了自己想看的部分。

我知道不能把孩子完全託付給任何一個機構，最終最大的療癒來自父母自己的成長；我也知道父母不能為孩子完全犧牲，變成一個沒有自我的人——其實這兩者是完全不矛盾的，就像我眼下在大理的生活。但是，當時，我選擇只看到後者。我精進於自己的工作，我確實很自豪自己曾經把工作做得很不錯。我也正常地去社交，對，我曾經很擅長打麻將，創造了一個月內打八場贏八場的紀錄。對於如何在生活裡引導火娃，我卻一無所知，全憑本能。幸虧那十幾年我做情感版主編，工作的內容接近於心理諮詢，還是國家二級心理諮詢師，我的本能也還不算壞。

回過頭來看當年，我選擇性地吸收，其實就是因為我的恐懼和焦慮，我害怕「自閉症」這個炸彈完全毀掉我的生活，於是選擇把它放在別處。而恐懼和焦慮則來源於我的無知。我拒絕學習——我擁有一個自閉症的兒子，我卻對自閉症太不瞭解了。這種無知加深了恐懼的等級。

後來，當我開始系統地學習治療教育的時候，當我不僅對自閉症，而且是對「人」有了更深層的瞭解，而且運用這些瞭解去帶領火娃並實實在在地看到他的成長的時候，我似乎一下子就通泰了，我知道了他的「不同」，接受了他的「不同」，我需要做的只是帶領這種「不同」。此後，所有的焦慮和恐懼都消失不見了，這就是認知升級帶來的好處。

當一個人的智慧和認知到了不同級別，他們能看到和能理解到的東西就真的是不一樣的。人常說世界就是心的顯化。而心並非無源之水，它能照出怎樣的世界，全在於你能用你的認知將它填充到多豐盈吧。

不過，當遇到太多知識特別豐富然而還是活得特別特別緊繃的父母時，我也會想，單單對自閉症這件事情的認知升級，對父母們來說，似乎是遠遠不夠的。

我認識一個媽媽，她沒有讀過太多的書，自從孩子被發現是譜系障礙開始，也基本沒有上過班。她其實對自閉症本身是不太懂的，但是接觸下來，她令我有一種大智若愚的感覺。在聊到孩子的情況時，她說：「他就是一隻雞，我怎麼能讓他變成一隻鳳凰呢。」說完又被自己逗笑了：「我生了一隻雞，哈哈哈哈。」

這就是「接納」啊。在她這裡，接納似乎不是需要不斷地說服自己、不斷給自己加油才能達到的一種「認命」的狀態。而是，她從內心並不覺得做「一隻雞」有什麼不對——你是雞，那你就過雞的日子就好了嘛！你可以努力成為一隻肉質特別可口的雞呀！

她的孩子自理能力特別好，從小就是自己的事情自己做，吃飯、穿衣、打掃屋子，還做飯。我問她是怎麼訓練的，她的表情很萌的樣子：「我沒有訓練啊，我就是懶，我以前做姑娘時就不大會做事。你得了病你就不得了啊？那不行，你是人，我也是人。」當時把我笑得，但是又覺得這位姊姊真的是有大智慧，放廟裡這就是「掃地僧」啊。這段話可以提煉出幾個特別關鍵的點：

第一，她根本沒把他當病人。在她眼裡，他是個平等的「人」：你即便真的有病，你也首先是個「人」。人該做的事情，你就得自己做。

第二，她相信他一定能做得到。信任是多難的事啊！至少我以前做得非常不好，我一次又一次低估火娃，低估就是不信任嘛。可在她那兒，信任是自然的：你說你不行？那怎麼可能，你一定行！

第三，她懶。不是常有人說懶媽教出勤快兒子嗎？懶是一種放手，而放手需要克制。這點我就不行，我太能幹又太急躁了（我不是吹，我真的上得廳堂下得廚房）……很多時候我就是懶不下來啊，我控制不了自己蠢蠢欲動的雙手，我沒有那個耐心等著火娃慢慢來。可能在這位姊姊那裡，孩子把馬鈴薯絲切成馬鈴薯棒也是沒關係的，大不了多嚼兩下嘛，沒熟就吐出來嘛，多做幾次手感自然就會愈來愈好的。但放在我這裡我就要崩潰了，就得拖著火娃再來一遍、兩遍，甚至三四遍，這時就要換他崩潰了……

有一天，和朋友吃飯，飯後帶著火娃去田裡散步，看到相鄰的兩塊地，一塊地的菜長得特別好，另一塊地就特別怪，有的菜特別不精神，有的菜又大到可怕。朋友做農耕，一眼就看出來那塊地的土不對，估計下面埋了不少建築垃圾。

我突然腦子裡就「叮」一聲，很多混沌的東西似乎都清晰了。對於具體知識的認知（比如自閉症），可能就像一株植物，而這株植物能不能發揮出身為一株植物的價值，取決於它腳下的泥土。一株沒有那麼強壯的植物，可以在肥沃的泥土中愈長愈質地緊密；而一株看起來再茁壯的植物，如果長在根基不健康的土裡，它也是營養缺缺甚至對人有害的——人的智慧、人的心胸、人看待生活和思考問題的角度，才是最終決定一切的泥土。

你看，這就是法器一般的兒童，照見成人去領悟自己的事。

請不要輕率地給別的家長建議

身為家長，身邊無數的人都在給予我們關心和建議：親戚、年長的朋友、別人家的媽媽，甚至社區的老太太們……但有些關心是真的讓人承受不起。好不容易寫一本書，我就藉著這個機會來說說，特殊家長們最不喜歡聽到什麼樣的話。

我們最不喜歡聽到的話大概就是類似「是不是不怎麼帶孩子出去玩兒啊」或者「多帶孩子出去玩兒玩兒就好了」。多帶孩子出去玩兒當然是沒錯的。但是這些話，說得好像自閉症就是因為把他們關在家裡才「得病」似的。

火娃從十個月開始第一次跟著大人出去旅行，寫這篇文章的時候我算了一下，他已經去過三十多座城市了，基本上只要不特別冷門的交通工具（比如潛艇或者小毛驢），他都坐過了。前不久還跟我去了一趟馬來西亞，自己背所有的行李，除了要去游泳的時候表現過於急切，其他時間都甜蜜而乖巧，聽從所有的安排。我向來堅持的一點是：每年，我都必須保證至少一次單獨旅行，那是屬於我的喘息時間。

來到大理生活，又沒有什麼正經學上，我也沒有什麼朝九晚五的工作要做，以後他的足跡應該會比普通的人多很多吧。我只需要賺更多的旅費就可以了。

旅行的意義對一個特殊的孩子來說確實無法估量。至少，他們會變得比較自在，對環境的變化和陌生人沒有那麼多的抗拒。火娃的很多變化，都是在旅行的時候悄然發生的。比如，到四歲了也沒有學會雙腳跳的他，在我們在海南短居的那一個月，突然就會了。他偶然一次跳上了路邊矮矮的花台，自己都被驚呆了。接下來的很多天，每到晚飯散步的時候，他就一個一個花台跳過去。他學會在公眾場合不亂跑，隨時關注大人有沒有跟來，是我一個人帶著他坐列車去成都，把他扔在洗手間外面守行李箱時練出來的。

當然，也會有運氣不好的時候，一些可怕的事也會在旅行的時候發生。困擾火娃四年的對水的恐懼，就是他三歲的時候在深圳種下的陰影。那是一個夏天，從我們當時住的酒店的窗外，可以直接看到游泳池。他趴在窗邊一直垂涎地看著，提了無數遍要求後，我同意了。那時，他還是一個非常迷戀水的孩子。

正午的游泳池，除了救生員，一個人都沒有。他迫不及待地把自己脫得精光，坐在泳池邊上，把兩隻腳放進去玩兒。我知道他玩兒水是很有安全意識的，而且救生員也過來了，在他旁邊逗他玩兒，我就很安心地坐在了樹蔭下的椅子上。結果人為的意外就這樣發生了，救生員突然把他整個提起來放到了水裡，直接淹到了脖子，火娃馬上恐懼地撲騰起來。

我嚇得趕緊跑過去，衝著救生員大叫：「趕緊把他拉起來，你瘋了嗎?!」

救生員睜大了眼睛：「我以為他會游泳……」

我根本來不及跟這個腦子似乎被門夾了的救生員理論，因為火娃已經光著屁股，大哭著扭頭跑進了酒店。

從此，火娃開始了對水長達四年的恐懼。到什麼地步呢？如果他在喝水的時候把袖子打濕了一點兒，必須立刻把全身上下的衣服都換下來。從此，不管去多美的海邊，他都是連沙灘都不下的，他會警惕地坐在離海邊遠遠的樹下，等著我們回去找他。

直到七歲來了大理，這個他命中註定的福地。安頓下來的第二天，他就掉進了洱海，就像突然長大了一般，他居然很自然地爬起來繼續玩兒，而沒有叫著要換衣服。不到三個月，他又接受了溫泉泳池，雖然一開始在泳池邊抗拒了一個多小時。最後還是因為那一天淒風苦雨實在太冷了，他從放進去一隻腳暖暖身子開始，順利地重新變成了四年前那個熱愛玩兒水的小孩。

我想表達的就是：**你可以對自閉症或者別的孩子完全不瞭解，但是千萬不要太過輕率地給出一些隨意的建議，因為這種建議背後是對家長們的一種輕易評判。**如果多帶孩子出去玩兒玩兒就會好，那自閉症根本不會成為全世界的頂尖科學家都依然沒有對策，甚至找不出確切原因的一個病症了。

我聽到的建議還有很多很多。比如：「你要多陪陪他，多跟他說話。」大概是認為，只要你不是一個全職媽媽，沒有把一天二十四小時都放在孩子身上，沒有一天到晚跟他碎碎念，都不算達到「陪伴」的標準吧。

還有：「你要教他。」那是火娃還滿小的時候，有個人看見火娃還分不清鞋子的左右。說這句話的人是否瞭解過，不僅是我和我的家人，甚至是火娃，都經過了很久很久的努力才完全具備了一些常人幾乎不用學習就能具備的能力呢？對很多人來說特別簡單的事，對他們來說都要經過長久甚至終身的練習。我有一個朋友的孩子，第一次自己穿鞋就能分清左右，不用任何人教就可以拿筆寫字，但是他長到快成年了，依然沒有學會如何繫鞋帶。

還有：「你還是要讓他上學。」那時還沒有小學願意接收火娃。我真是不知說什麼才好，首先，我並不覺得自己帶他上課就是沒有上學，至少火娃很清楚地知道自己在上學。如果得出「沒有上學」的論斷，是因為我沒有讓他進入一個同齡的班級，那我得說，這確實是迫不得已。因為中國的教育現狀，讓他沒辦法在公立學校得到必需的支持（沒有資源教室，沒有具有專業背景的輔助老師，也沒有學校的整體人文環境可以讓老師、家長和同學們認識到他們並不可怕）。私立學校即便願意接收，但如果沒有具備專業背景的老師，孩子得不到支持，那只會變成一個託管機構。讓孩子上了四年幼兒園的我，太清楚「有學可上」並不代表萬事大吉。

還有：「好像說有藥可以治療的嘛，你可能還是要給孩子吃點藥哦。」那一天我直接對著微信氣笑了。嗯，我們都吃過藥的。基本的常識是：父母一定會想盡辦法去幫助自己的孩子。所以你聞所未聞的可怕的藥，很多家庭可能都吃過。每個家長，只要帶著孩子進過醫院診斷，醫院十有八九都會開藥的，但是我暫時還沒聽說過哪個自閉症小孩就是吃了藥然後治好了。藥物可以治療他們的部分症狀，比如，如果有癲癇，那就需要吃治療癲癇的藥；如果有腸道問題，可能需要吃調節腸道的益生菌等。

還有一些是無關痛癢的安慰：「別擔心，大器晚成！」「放心嘛，他大一點兒就會好了。」可是「好」的標準是什麼？如果是變成一個像你我一樣的普通人，我得說他不會的，他這一輩子都會和別人不一樣。但是，關鍵是我並不擔心啊……而且，我並沒有期望他變成「一樣」啊。對我來說，不管他能不能成為世俗標準中的「正常人」，我都愛他，都接納他。我覺得如果他能一生都擁有溫暖的笑容和安寧的內心，這一生不管對他還是對我，都足夠了、值得了。

在很多人口中，小孩所有的問題都是大人的問題。我們可以接受的是「所有的教育都是自我教育」，但是如果說導致自閉症和那些自閉症症狀的原因是大人，這個黑鍋家長們背不起。的確有很多家長「看起來」做得還不夠，「看起來」對孩子不太好，甚至「看起來」耽誤了孩子的康復，但是，只是「看起來」。

芭芭拉在一次授課中曾經說過這樣一段話：「**請不要隨便給家長們建議，更不要給出評判，因為每一個家長，在每一個兵荒馬亂的早晨，都希望生活能夠有一些不一樣。**」她是對我們這群有志於成為治療教育老師的學生們說的，但我覺得這句話適用於所有人，不僅包括老師，也包括旁觀者，甚至包括同為家長的人。

我們要對他人的生活保持基本的善意和基本的敬意。

一定要知道的是：即便很多人「看起來」還不夠好，但是在突如其來的黑暗裡，他們都在努力摸索著前進。真正完全放棄了的人，是不會讓你看到他們的軟弱無助和崩潰的，有那些情緒，恰恰代表他們正在與自己的情緒抗爭。不管「看起來」對孩子是多麼不溫柔，他們一定也曾千萬次地說服自己：這是我的孩子，我要接納他，如果我都不能接納，他會成為怎樣的無根浮萍。他們一定也曾千萬次地在對孩子表露出失望和嫌棄後，或者把火撒到孩子身上後，流著眼淚親吻孩子熟睡的臉，對孩子說「對不起，我錯了」。他們一定也曾千萬次地問自己，自己到底做錯了什麼，要讓自己的孩子代替自己接受懲罰。

「生下你，我很抱歉；讓你經受白眼和欺凌，我很抱歉；你沒有書念，我很抱歉；你前途無望，我很抱歉；我一定會比你先離開這個世界，可我還沒有教會你如何照顧自己，我很抱歉，很抱歉，很抱歉……」特殊的家長們一直活在「抱歉」裡，他們只是選擇把眼淚流在大家看不見的地方。他們已經很久很久沒有「溫柔地走進那個良夜」了，因為他們也只是一個普通的人，和所有人一樣，從小被媽媽抱在懷抱裡，懵懵懂懂地長大，畢業工作，結婚生子。對這樣的災難，他們和所有人一樣沒有經驗，他們需要時間，需要學習更多的知識、積攢更多的勇氣來對抗恐懼。

所以，在對孩子們有更多善意之前，請對特殊家長們寬容一些，他們當中有一些非常棒的人，正在把自己家庭的災難變成改變世界的涓涓細流。如果他們不求助，請不要再隨便給出輕率的建議，特別是當你並不懂的時候。他們聽到的建議實在已經太多太多了。請在他們因為孩子感到尷尬的時候，在時不時對未來有一些迷茫的時候，在信任你、向你訴說的時候，給一個善意的、支持的微笑。

這就夠了，我們已經很感激了。

不看輕也不看重，這樣就很好

有一天，有個朋友帶著她二十多歲的女兒來我家吃飯。她女兒行動有些不便，上下樓梯會走得比較艱難。我媽一見就忍不住心疼：「哎喲，乖乖，你慢點兒走，不要著急。唉，可憐的乖乖。」晚上她們離開後，我媽又忍不住拉著我聊，說：「她們也真是不容易，娃娃好可憐啊。」

我說：「嗯。」但此刻我內心的自白是：「我覺得還好呀。雖然孩子走得慢一點兒，可是她們看起來並不需要幫助，那我就讓她們在後面慢慢走。」我不催，我多等一會兒，我側身讓出路來，我覺得這就可以了。

朋友帶著她不會說話的兒子過來，我媽也是心疼得要死，一會兒心疼孩子這麼大了還不會說話，一會兒心疼我的朋友帶著這個孩子過得多難。

我說：「嗯。」可是，我也覺得還好呀。那個孩子眼神清澈，雖然不會說話，但很有自己的主見，腦子是非常清楚的。而且很會自得其樂，其他的孩子們在做遊戲，他就一屁股坐在旁邊的地上，興致勃勃地看著他們玩兒。他是那種不自憐自艾，會享受人生，懂得在路邊鼓掌的人。

偶然跟一個朋友聊起這些事，我說我媽是很容易同情一個人的，每次看電視，看到五內俱焚，應該是真的發自內心地同情。但是為什麼我很難去同情一個人，很難看一眼就憐憫一個人，很難覺得一個人過得很慘？這是不是代表我是一個缺乏愛心、並不善良的人呢？

這個多年的朋友說：我也是這樣啊，不看輕也不看重，眾生平等嘛。我想了想，是的。而且，己所不欲勿施於人，我不喜歡別人莫名其妙地同情我、憐憫我，於是我也不想這樣去對待其他人。

在沒有火娃之前，我應該不是這樣「中庸」的人。那時我本身也太年輕，偏見和極端特別多，不是愛就是恨。但這幾年隨著火娃的長大，隨著見到的人愈來愈多，我是真的這樣覺得，每個人，都只是一個平等的「人」——我不看輕你，也不看重你。我平視你。我不是為了尊重你而去平視你，我就只是本能地平視你。**平視背後是不以己度人，輕易斷定別人那是很悲慘的甚至是不值得一過的人生。**

我媽的同情，除了她的善良以外，更大的是一種恐懼吧。她代入了那個角色，覺得自己是承擔不了的，於是她覺得別人也很難承擔得了；她覺得自己遭遇這些後是絕對不會坦然和快樂的，於是也覺得別人的坦然和快樂八成是裝出來的。

當然，身為一個特殊孩子，也確實是很難一開始就讓人知道，不管乍看起來他有多「特殊」、多「可憐」，他必然也同時是一個有很多優點的人吧。但我覺得一個成熟的人應該有這樣基本的判斷：不管我瞭不瞭解一個人，不管我喜不喜歡一個人——人是肯定有喜好的，不喜歡沒有必要說喜歡，但是一定要相信，他們一定不只一面。當我們抱著這樣開放的心態，就會有機會看到不同人的很多特別的質感，他們構成了這個世界繽紛多彩的美妙。

一個沒有念過什麼書的自閉譜系的孩子，每晚沉迷寫作，當你和他熟悉之後，會發現他還特有幽默感。一個因為拒絕進入教室，被好幾所學校勸退的學生，最大的愛好是打非洲鼓，而且在路邊看一會兒就可以回家打出一樣的節奏。一個十六歲了連十以內的加減法還都不會做的人，學起英語來居然可以完全不費力（於是我建議那不如乾脆讓他學英語版的數學）。一個七歲還不會說話的孩子，是活的GPS，不管去哪個縱橫交錯的陌生村子裡，都可以到處看一看就找到回去的路。一個特別喜歡大喊大叫、總是坐不下來的孩子，只要一上屋頂，就變成了精神高度集中而且極其享受的跑酷達人，當然也不大喊大叫了，只是飛躍各個屋頂，一年總要嚇跌幾個陌路人。一個受不了嘈雜而遠離人群的小孩，坐在草地最邊上的水泥蓋旁邊，持續把撿來的一個高爾夫球扔到蓋子上，彈起來，捉住，再扔上去，彈起來，捉住，一個多小時啊！看起來好刻板。結果仔細一聽，人家不是隨便扔的，每種扔法都有細微的差別，每種扔法都會用嘴巴給它打出節奏，「咚」、「咚噠」、「咚噠噠噠」……那是他一個人的音樂會。

這些可愛的方面，是要不下意識地看輕才能看得到的。

除了不看輕，不特別地看重也真的特別重要。在我眼中，做為一個「人」的平等，必須同時意味著我可以「不認同」你的某些方面，不管你是什麼人。我不會因為你是一個特殊的人，就寬容你所有的行為，就「特別特別」照顧你。這種表面的看重，本質上也是一種看輕吧。

我有很多「不認同」火娃的時候。我發現當我可以「不認同」他的時候，才是真正接納的開始。比如，火娃吃飯的時候總是會吃得滿桌滿地都是，這是很多自我沒有很好入駐的孩子的通病，他們總是漂浮著，沒辦法好好集中精神去面對自己那一碗飯。一個聲音，一隻小蟲子飛過，窗外的樹葉搖動了一下，突然想起了某件事情……都足以讓他們的意識飄走，於是，飯粒就滿桌都是了。以前，我會覺得「你就只能這樣了，還能怎樣呢？隨你便吧，能把自己餵飽就不錯了」。看起來是很寬容大度的，但其實幫他收拾，或者只是看著那一桌飯粒，都挺「嫌棄」他的。後來，我在學校給他上課的時候，他吃飯和自由遊戲的時間是和孩子們在一起的。我親眼見到，老師們如何要求他「吃完後你要自己收拾桌面和地板」，不會有任何人幫他的。老師們會多給他一點兒時間，他可以磨蹭，可以中途突然忘記要做什麼就跑出去，再把他叫回來就好了。但是，沒有人會幫他。不管花多久，不管跑出去多少次，他都得回來完成自己的工作。

其實，我理解的意思就是：**你可以犯錯，每個人都會犯錯；你可以「很難做到」，每個人都有自己眼下做不到的事。但是，你只要承擔後果就好。不管你是什麼樣的人，你都得是一個能承擔責任的人。**我發現，當我和老師們一樣，拋棄表面上的「寬容大度」，明確地告訴自己，也告訴火娃：我不接受，這其實才是真正接納的開始。因為**只有對他有要求、有原則的時候，才是真正把他當成了一個平等的「人」，而不僅僅只是一個「弱者」**。適度的憐憫是一種可貴的仁慈，但過多的憐憫代表一種看輕，代表「我不相信你能做得到」。而且，孩子是會因為你對他的正當的、適度的要求，而感覺到被尊重的。

每天早上上學，我和火娃的第一項工作必然是「清潔教室」。吸塵器的聲音會讓他難受，那吸塵的工作就由我來做。他的手腕暫時沒辦法熟練使用掃把，而且地板沒那麼平，清掃確實有點難度，那掃地也由我來負責。那麼他的工作就是從衛生間拿來水桶，接水，提進教室，擦乾淨所有的桌子、椅子、黑板。以前他也會跑、會鬧，或者消極怠工，戳三下都不動一下，他以為我還跟以前一樣，「你做不了呀，那我來幫你吧，省得跟你費口舌」。嘿嘿嘿，但是他顯然忘了他的媽媽是個很追求進步的人呢。一旦有了清晰的意識，就絕對不會再被一個小屁孩輕易左右了。讓他再也不逃不鬧的那個最重要的轉折點，說來很簡單，但是也很難。

以前，我對付他的方式只是壓制：「不行，你必須做！」但我發現他是不服氣的。然後那一天，我搬了兩把小椅子，面對面和他坐下好好談了一下，非常地堅定，但非常地心平氣和。

「你不想做清潔，是吧？」

「是的。」可能覺得還不能夠強烈地表達自己的意願，他盯著我的眼睛，鄭重地說：「媽媽，我真的不想做清潔。」重音很明顯放在「真的」兩個字上。

我指了指課桌：「這個桌子，是誰在上面學習？」

「我在上面學習。」

「除了你，還有我，因為我在給你上課。這是我們都要用到的桌子。」我又指了指黑板：「誰在上面寫字？」

「我在上面寫字。」

「我也會和你一起寫。所以這個黑板，也是我們都在用的。」我又指了指鞋櫃：

「鞋櫃裡裝了什麼東西？」

「拖鞋。」

「誰的拖鞋？」

「我的拖鞋。」

「還有我的。所以這個鞋櫃也是我們都在用的，對不對？」

「對。」

「我用吸塵器吸灰塵的墊子，是我們用來睡午覺的，我們還在墊子上面做拼圖遊戲，它也是我們的遊戲墊子。所以這個墊子也是……」

「我們都在用的。」

「是的。這個教室裡的所有東西，都是我們一起用的，所以我們要照顧好它們。」

「要照顧好它們。」

「對。」我握住他的雙手，湊近一點兒看著他的眼睛，很慢地說：「火娃，每個人都要工作，媽媽也有很多自己的工作，雖然很忙很累，但是我必須要完成，因為，那是我的工——作。你現在已經八歲了，你也必須完成你自——己——的——工——作。我相信你一定可以的。」

我清楚地記得他一臉「被鎮住」的表情。我想他即便不能完全懂得我在說什麼，但是他感覺到了我的正式、我的尊重和我溫柔的堅定。不過以他的語言能力，他一時不知道怎麼回答，於是我問了一句：「現在，你可以和我一起工作了嗎？」

他馬上一臉嚴肅：「可以！」

「你的工作是什麼？」

「擦桌子！」他想了想又補充了一句，「還有擦椅子！」

我鬆開他的手，直起腰來，向他伸出右手，他下意識地握住。我說：「那我們就一起開始吧！合作愉快！」就這樣，就這麼簡單。他此後也許會擦不乾淨需要重來，也許在擰毛巾時偷偷玩兒水以至於暫時忘記要幹什麼需要我提醒一下，也許會偷工減料從第一張椅子直接跳到第四張椅子……但是從來沒有說過哪怕一次「我不要做」。

如果當時我就那樣放過他，可能我一直都會默默地「嫌棄」他，覺得他怎麼連這些也做不到吧。所以這也是我特別喜歡那種對火娃有原則、有要求的朋友的原因。

火娃敷衍地提出了要求：「要餅乾，要餅乾！」朋友聽懂了，但是她認真地告訴他，她需要他把這句話完整地說出來。如果他不會，我會在旁邊教他說：「阿姨，我想吃餅乾。」

火娃把垃圾弄到了地上，雖然朋友可以隨手撿起來，但是他們不會這樣做。他得自己把它收拾起來，放到垃圾桶裡。

火娃搶了朋友孩子的玩具，朋友不會因為他是客人就過多地遷就他說「你拿去玩吧，沒關係」。他需要還回來，再好好地問：「我可以玩這個玩具嗎？」

所有的一切，都是在生活的每一個細微之處告訴他：你要尊重你自己。不管在別人的眼裡，你有多麼差，多麼特別，但你不能放任自流、破罐子破摔，你要尊重你自己。

說到「別人的眼裡」，想起有一次一個媽媽來我家，她說隔壁鄰居有一個和她家孩子年紀相當的小孩，本來是可以請他到家裡一起玩兒的，當說到「可是他不喜歡我們家這個，努力了很多次都不行」時，突然哭了起來。

我問：「發生了什麼欺凌之類的嗎？」她說那倒沒有，只是覺得孩子可憐。

我問：「你家孩子特別喜歡他嗎？」她說那也沒有，他本來就不喜歡和小朋友玩兒。

我記得我當時說的是：「如果有一個人不喜歡我，但只是勉強跟我玩兒，我是寧願沒有朋友的。他不喜歡我，不和我玩兒，我是感覺不到傷害的，因為他跟我沒有關係。只有他明明不喜歡我，還和我玩兒，才會讓我受傷。」我覺得那樣勉強的關係，是對雙方都不夠尊重吧。鄰居的孩子有權利選擇自己喜歡的朋友，自己家的孩子即便是特殊的又怎樣，他也有權利選擇那些讓自己感覺舒服的人，與他們待在一起啊。

如果有人根本不喜歡火娃，我覺得是完全沒問題的。這個孩子本來就很奇怪嘛，老是叫他也不答應，又喜歡跑來跑去還自言自語，笑點又怪。如果有人不喜歡這樣的孩子，不想和這個孩子接觸，這個多正常！那些一見面就很喜歡火娃的人，和火娃一見面就很喜歡的成人，他們之間是有眼緣的，不是勉強來的。

我看到網上很多文章，都談到社會對特殊人士的不接納。這個肯定是存在的。但是，是不是一定要所有人都接納呢？我覺得那樣會讓大家步入另一個極端：因為是特殊孩子，所以他們一定要得到更完整的接納。一點兒不對就玻璃心了。

可是，一個普通成人、一個普通孩子，也不會被所有人都喜歡的吧？也有很多人不喜歡我，我也有很不喜歡的成人和「別人家的孩子」啊……比如，話特別特別多、纏著你沒完沒了的小孩，我真的是很難控制住自己的不喜歡……我覺得小孩活潑很好呀，學校裡的孩子大部分都很活潑啊，我很愛他們，但在我明確告訴他們「我現在有事情要做，你需要自己玩一會兒」的時候，我希望他們可以懂得克制。還有小小年紀就特別會耍手腕的小孩我也很不喜歡。我覺得純真不管對大人還是孩子來說都特別特別重要，不管是傻還是特別聰明，不管是醜還是特別好看都好，但純真是必要條件。有可能的話，希望大家能活到死的那一天，都不要學會「耍交際手腕」。還有特別沒界限、大人也不管的小孩我也很不喜歡，隨便擰開鑰匙進入我的房間到處逛，隨便拿我的東西，大人還覺得自己的孩子很可愛……我是連大人和孩子一併不喜歡。當我們不下意識地把自己和孩子邊緣化時，就會發現，一切都很正常，不用把任何事都貼上一個不舒服的標籤。

定居在加拿大的同學Kun曾講起，她有一個朋友，家裡有個唐氏症的小男孩，才兩歲，不是很會走路。最開始她是不知道如何跟他相處的。然後她就注意觀察其他的人，發現大家都是很正常地對他，逗他玩兒。「當然沒有嫌棄，也不會有憐憫什麼的。」有一次，大家一起爬山，男人們輪流幫他爸爸背他，她在後面看得很感動，她說：「正確的方式就是默默多給一點兒愛吧。」

是啊，人與人之間的關係，這樣就足夠了。這樣就很美好。

如果總能看到美好，你的世界就是美好

有一天，朋友K給我發了她和她媽媽的微信對話截圖，哈哈大笑著說：「快看！這就是我和我媽！」在微信裡，她發了一張小孩子第一次寫毛筆字的照片。媽媽回覆：「練字了，不錯。」第二句：「不過姿勢不正。」

「不過」和「但是」之前的話，是不值得一聽的。K見怪不怪地回覆：「你不去當專業的商品瑕疵檢驗員真是可惜了。」

我記得上一次她跟我聊她媽媽的時候，是她和她媽媽分享小孩今天說了什麼有趣的話，可她媽媽根本不管孫子說了什麼有趣的話，她只是說：「會講中文嗎？教他講中文。」那一天，我們得出的結論是：有一些人，即便是我們覺得再美好、再自然不過的事情，他們也總是能在第一時間就發現這件事情不夠好的部分、壞的部分、有隱患的部分。這是習慣性的憂慮嗎？

我媽在沒有飛快成長為一個熱愛學習、全心接納的進步外婆之前也是這樣的。現在雖然時常也會犯要求多多的毛病，但只要一提醒就馬上自省。真是非常棒。記得火娃還不會拿筆，也不會認字的時候，我每次很高興地跟我媽分享說，他在學校又做了什麼，我媽總是會直接跳過去：

「他今天和我一起打掃衛生啦，桌子比以前抹得乾淨多啦！」

「還是要教他認字／寫字。」

「他開始當值日生了！今天整理了所有人的椅子。」

「還是要教他認字／寫字。」

「他用剪刀愈來愈厲害啦！還剪了一個小狐狸說要送給你！」

「還是要教他認字／寫字。」

「他終於接受了紙上拼圖，還會拿著比對來比對去呢！」

「還是要教他認字／寫字。」

……

我不想跟這樣的外婆聊天！我的朋友圈裡也有好幾個這樣的人。

我發了火娃在輕輕觸碰小壁虎的尾巴，把牠往教室門口趕的照片。他一邊讓牠走一邊嘴裡念著：「回家找媽媽吧！」如此溫暖的時刻，底下的評論居然有：「太嚇人了，碰這種東西怕被咬哦。」其他直接拿在手上玩兒的昆蟲，那就更不得了了。我發個火娃讓天牛在手上爬來爬去的視頻，都有人在下面大驚小怪：「小心有毒！」晚上趕稿喝了一杯酒，有人評論：「姊姊，你是不是心情不好？我心情也不好。」我……我好像心情還挺好的……

火娃人生中第一次幫人拍照片，不願意拍臉，只拍了我和另一個小朋友的膝蓋以下。那天我們穿著雨衣踩在草地上。我覺得很開心呀，而且真的拍得很美呢！結果有人說：「下雨怎麼還穿球鞋啊？等一下回家刷鞋多麻煩。」真是令人無語，照我看來是完全找不到任何壞的點了，居然還可以有這種角度……果真是「沒有想不到」。

還有一個「沒有想不到」：有一天朋友把車借走了，於是我和火娃坐公車回家，一路上這個孩子興奮得頭髮都飛了起來。藍天白雲，路邊開滿了九重葛，風涼涼的，車上一共不超過十個人。對我們來說，這是好短又好棒的旅程。開動腦筋的時刻來了：你能找得到這件好事有可能壞在哪裡嗎？就真的有人找到了：「給孩子把車窗關上，小心吹感冒。」對此我只能給一個大寫的「服」。

暑假的時候，一個素未謀面的家長說想帶孩子來跟我聊聊天，可是我們約了一週多也沒約上，原因就是：儘管她很想來，但她總能找到不能成行的點。白天約，天晴下雨都是問題——出太陽很熱，怕孩子焦躁；不出太陽還要去買雨衣，麻煩；陰天了，沒問題吧——「這天兒是不是要下雨啊？」那麼晚上約呢？怕聊得太晚，孩子要睡覺；爬山約她，她怕孩子走不了幾步累了要人抱就麻煩了；去海邊約她——「聽說那邊路好像不好走」；去燒烤約她，她一看地圖，太遠了，坐車要一個多小時……

我已經完全放棄了，她說：「你一定要分一點兒時間給我！」親哪，這黑鍋我背不了呀。哪裡是我不分時間給你……每次你總能找到「可能不行」的理由，我根本不懂你到底在糾結什麼呀……

不是看到一件事情的好，而是首先看到它可能的不好，這樣活著確實太緊繃了。我很怕和緊繃的人一起玩耍。緊繃的人沒有幽默感，幾乎無一例外。所以，我漸漸和我覺得緊繃的人保持距離，因為我其實是個挺容易被人影響的人，我不想得憂鬱症。趨利避害是不是人的本性我不知道，但它一定是我的本性。

有一次，我和一個媽媽帶著孩子在溪裡玩，火娃從石頭上掉下來，直接掉進了一個水坑裡，趕緊往外爬。我覺得他那個樣子實在太搞笑了，好像一隻長得很瘦的蠢萌落水狗啊，我哈哈大笑。結果那位媽媽不可思議地說：「你還不趕緊給他換衣服！這樣會受寒的！」

「可是，晒一晒就好了啊，很容易晒乾的。沒有那麼容易受寒啦！」

她搖頭：「哎喲，你可真是大意。感冒了你就知道後悔了。」

她的表情告訴我，她居然是很認真的……火娃肯定是繼續穿著濕漉漉的褲子繼續玩兒，大太陽下褲子沒多久就乾了。當然，火娃也肯定沒有感冒。那一天，我在想，如果當時是我妹妹，或者是我的好朋友K在，也只會和我一起哈哈大笑吧。畢竟，那個落水狗的樣子，是真的很搞笑啊……

我曾經以為，是因為我的孩子特殊，所以他們會不自覺地替我擔憂更多。當對一個人瞭解更多了，我知道其實不是的，是他們本身就容易憂慮。這是一種滲透到生活各方面的習慣，他們的抱怨也會比較多，職場、家庭、感情，似乎到處都是問題。而那些性格本身就陽光幽默的人，即便是第一次看到這樣的孩子，第一次聽說世界上還有「自閉症」這個詞語，他們也會習慣性地看到好玩兒的那一面。這樣的人，往往即便真正的壞事到來了，已經形成習慣的思維方式也會讓他們覺得，「噢，來就來吧，並沒有什麼大不了的。」很幸運的是，我身邊有不少這樣的人。

有一次，我帶火娃去參加一個聚會，去之前我以為只是幾個好朋友一起玩兒，結果沒想到人太多，於是其中一個特別健談的人把那個聚會變成了自己的脫口秀。他各種大聲吹牛，群眾各種歡呼、鼓掌。火娃當然會覺得無趣，我也覺得無趣。火娃靠在牆邊，蹺著二郎腿，嘴裡叼著一根薯條，呆呆地看著那一堆人。旁邊坐著的是一個之前因為買二手貨認識，加過微信，但是第一次見面的朋友。他也和火娃一起，靠著牆，叼著一根薯條呆呆地看著。看了一會兒，他拿下薯條，扭頭對火娃說：「這兒的傻子實在太多了，是吧？」

我不知道火娃到底有沒有聽懂，但是他繼續呆呆地叼著那根薯條，看起來非常清醒地嘟囔著回答：「是的。」我們哈哈大笑。朋友舉起手來：「來，give me five！」火娃肯定不知道這句話是什麼意思，但是也學著他的樣子舉起手來，然後他們擊了掌，又擊了一次，最後再擊了一次。

完成了這次連結之後，火娃也覺得好笑。雖然我不確定他覺得好笑的點到底在哪裡，但是他對著我的朋友咯咯地笑，最後直接笑倒在墊子上，笑到打滾。朋友看著躺在地上的火娃，很滿足地對我說：「不錯，這個聚會唯一有趣的人和事就在這兒了。」以後他就和火娃成了朋友，每次在路上遇到他，他總是離很遠就伸出手：「Hey boy! Give me five!」還總是誇他「帽子很酷哦……」、「鞋不錯……」。

火娃每次都會笑嘻嘻地舉起手來等著他「啪」地擊上去。我有一次問火娃：「你知道『give me five』是什麼意思嗎？」他想了想：「是拍手的意思。」然後笑得眼睛彎彎地，補了一句：「如果感到幸福你就拍拍手！」是的是的，如果感到幸福就拍拍手吧！希望他能繼續這樣保持著，能有很多很多覺得幸福的時刻呀！

只可惜這位朋友後來離開了大理。最後一次見面的時候他說家裡出了一些事，有些憂慮的樣子說：「**人生啊，不如意事十有八九，還有十、十一、十二啊……**」說完了我們一起大笑起來。他沒有說得太詳細，我也就沒有追問。我在心裡祝福了他，我是不擔心他的。他是能在蕭瑟的冬天，發現樹上的第一抹小綠芽並由衷喜悅的那種人。

如果要我設想火娃以後長成什麼樣子，我最大的希望，就是他成為這個朋友這樣的男孩。沒有什麼世俗意義上的成功，但也並不以為恥；不大合群，但也並不怎麼想合群；居無定所，但也並不在意安定這回事；有趣而自在，雖然也有一大堆的不如意事，但就那樣甩甩頭，該面對的面對，該改變的改變，不能改變的就躺下來接納了，隨他便。

他是很能自得其樂的人，他不活在別人的評價標準裡。也就因為這樣，他和這個世界的關係，雖然並不總是好的，但總體來說還不錯。這樣就很好，不是嗎？

接納他人的意義，是不懼怕成為「少數人」

成天在網上看到類似「整個社會要對特殊兒童多一些接納」的調子，說實話，身為特殊兒童的家長，我都有些看厭了。因為有的擺明了就是道德綁架——我弱勢，你就得照顧我；有些又實在太空泛，動不動上升到一個社會的文明、人類的慈悲等角度，社會在哪裡？人類是什麼？那些我看不到，我只能看到一個一個在生活的人。

到底平等地接納「不一樣的人」，對一個一個的「普通人」的意義在哪裡？我是近年來才搞明白，最重要的意義根本不是什麼讓你成為一個有責任、有愛心的人，而是讓你**成為一個有勇氣為自己做選擇、不懼怕成為「少數人」的人**。在很多人眼裡，可能說離婚就離婚，說辭職就辭職，說搬家就搬家，說讓孩子不上學就不上學……的我，就是這樣一個人。這一點，確實是火娃的存在成全了我。

剛剛來大理的時候，接受火娃的華德福學校——子禾元兒童之家的創始人錢老師曾經給我講過這樣一個故事。之前他們學校招收了一個腦癱的孩子，那個孩子有很強的意志力，但是無法很好地控制自己的身體，走路有一些困難，在對同伴表示好感的時候，因為協調性差，不知道力度的大小，有時候會嚇住其他的小朋友。於是招來很多家長的抗議，他們不願意自己的孩子和這個腦癱的孩子在一起。

說起來，這個孩子真的是有福報的，就在家長們提出抗議的那些天裡，剛好台灣的教育專家到學校來督導，在和家長、老師們的交流會上，他聽說學校有這樣一個孩子，非常開心地告訴大家：「這真是一件很幸運的事情，所有的孩子，都能在這麼小的時候就可以知道人和人是不一樣的，就能學習到如何與不同的人相處的經驗。」就這麼短短幾句話，所有的反對聲音都消失了。

這樣看來，火娃也是有福報的孩子，因為之前有了那樣的歷程，火娃進入這個學校成為編制外學生、我進入這個學校成為編制外老師的過程，非常順暢。他們一方面非常照顧他，另一方面又早已習慣、視而不見——只有特殊家庭才懂得，「視而不見」是多麼難能可貴的環境。它代表你可以輕鬆自在地活著，沒有人把你當成怪胎。當然他們會有很多時候不能理解，畢竟一百個特殊孩子就有一百種不同的表現，適應了第一個，不代表你可以毫無阻礙地適應第二個，所以孩子們經常提醒火娃：「你的椅子沒有收！」

「哎呀，你吵死人了！」「你要跟我說『謝謝』！」「火娃，我不舒服！你要跟我說『對不起』！」

時常還會有孩子跑來問我關於火娃的情況，比如：「戈老師，火娃是一出生就這樣嗎？」他指的是火娃會時常搖動手指，這對他來說是一種自我刺激動作。

「好像不是哎，他是長大了才慢慢喜歡上這樣的。」

「他為什麼會喜歡這樣搖呢？」

「有時候感覺到開心，就像你開心的時候會跳起來；有時候感覺到不開心，就像你不開心的時候會有些想一個人待著。可能每個人都有自己的表達方式吧。」

他似懂非懂地說：「哦……」

我問：「他搖晃手指，會讓你不舒服嗎？」

「不會啊，我也只是好奇！就想來問一問。」他不好意思地笑起來，然後就跑開自己去玩兒了。

我還看見過幾個孩子一起在沙池議論剛剛從樹上滑下來的火娃。火娃沒有穿襪子，跑走的時候連鞋子也沒有穿。

「火娃！」有個孩子大叫，「你又沒有穿鞋子！」

「你管他穿不穿！你快點挖呀！我們這個城堡需要很多沙！」

「為什麼我們不穿鞋老師就要我們穿上？」這個小孩有些覺得不公平。

另一個小孩一邊繼續認真地挖沙一邊很懂的樣子，說：「因為火娃是火星來的孩子啊！你又不是火星來的！」

我在旁邊一直憋著笑。關鍵是那個覺得不公平的孩子就這樣被說服了，開始認真地去挖沙了。是哦，這種天命所歸的解釋，真是讓人啞口無言呢。這得益於老師們在火娃進入學校之後，不斷給孩子們教導，他就是火星來的，他和我們不一樣，所以孩子們很能接受，他不一樣。

後來這所學校還接納了一個天生耳廓缺失、頭上戴著助聽器的孩子。為了這個孩子，老師們自己創作了一個天使為精靈寶寶編織神奇王冠的故事，每天講。於是就那麼神奇地，孩子們也許會在前兩天對這個王冠一樣的助聽器感到好奇，但是很快便沒有任何人覺得有什麼不一樣了，連看都不多看一眼呢！

那是一個特別特別可愛的小孩子，鬼靈精的，被稱為「棍子哥」，因為他總能在不同的地方找到小棍子。每次看到這個小王子拿著他又不知從哪兒撿來的小棍子，一本正經地皺著小眉頭，跟我講述關於怪獸、關於機器人的事；看到他伸出兩個手臂很嚴肅地擋住我，說門鎖住了，我得在他胸口上「輸入密碼」才能經過時，都覺得人間真美好呀。

我是直到進入了學校，才更深刻地懂了台灣老師說的「幸運」是什麼意思。我相信在這個學校裡長大的孩子，他們是不會懼怕自己有朝一日成為「不一樣的人」，成為「少數人」的。因為他們看到了，戴著助聽器生活的孩子，每天也可以開心地笑、自由地玩耍，爸爸媽媽們、老師們依舊非常愛他；因為他們看到了，火娃這麼大了還沒法獨自去上學，還會做很多不合時宜的事，還沒辦法很順暢地和他們交流，可是戈老師依然愛他、懂他，老師們依然對他很尊重，沒有人把他看作洪水猛獸。他們會知道，這個世界不是非黑即白、非對即錯，這個世界不只有一種單一的標準——每個人都可以做自己，不管多麼另類，都還是可以好好地活著，一切都沒關係。他們會沒有那麼多的恐懼。

我家裡曾經來過一個學齡前的普通孩子，這是一個對人對己的標準都非常嚴苛的孩子。我在家的時候，她基本都在告狀。

「火娃剛剛沒有穿鞋子！」

「沒有關係，光腳玩兒也是可以的。」

「火娃剛剛玩兒水把褲子打濕了！」

「我知道了。如果他覺得不舒服，等會兒他會去換褲子的。」

過了一會兒她又說：「他還沒有去！」

「那可能他沒有感覺到不舒服。不換也是可以的，這是他自己可以決定的事情。」

「那他會感冒的！」

「那就吃藥呀！如果感冒了，他就知道下次要及時換褲子了。所以，沒關係，你可以去玩兒你自己的玩具，不用太關注火娃哥哥。」

這個孩子身上帶著太多的標準，而這些標準肯定不是來自她自己的，自由自在地玩要哪個孩子會不喜歡呢？大人給她灌輸了太多的「你必須」、「你一定要」、「你不能」……這些標準，直接體現在她看待他人的方式上，她對火娃的嚴苛，其實是對自己的嚴苛，她完全代入了火娃正在做的那些她不能做的事情上，她深深地知道，如果她是火娃，她會招來什麼樣的管教。

桌子上的香蕉不見了，我只是很自然地問了一下：「火娃，你剛才吃了香蕉嗎？」她就馬上指著火娃說：「是的，是他吃的！」後來我媽告訴我，其實是這個小姑娘吃的。關鍵是，我根本沒有任何責怪的意思，我想確認的是，如果火娃吃了香蕉，我等一下就不會再給他吃其他茶點了。她已經自保到草木皆兵了。當一個本該揮灑天性的孩子被限制太多，她該如何突破呢？一些「小伎倆」就自然地出現了。

還有另一個表達也不太好的譜系孩子在我家玩兒，情況是這樣的：我在和她的父母聊天時，這個小姑娘跑過來，指著那個孩子大聲告訴我們：「他把火娃的青蛙丟下去了！」可是所有的大人都看見了，是她把青蛙拿給那個孩子，指揮他丟下去的。畢竟她年紀小，這種事情做不到那麼嚴絲合縫，沒有漏洞。她內心有一股很灰暗的力量，藏在明媚的笑容之後。她甚至小小年紀已經懂得控制表情，當我看到她板著臉跟火娃說：「我才不跟你一般見識，你是個自閉症！」發現我過去，扭過頭來就是一臉天真無邪的笑，彼時是真是覺得一股涼氣從腳板心直接湧上來。

其實，學校裡的孩子也會說「因為火娃有自閉症」的，但是你明顯感覺到，同樣的話，背後的心理是不一樣的。學校的孩子們是覺得「因為你不一樣，所以沒關係」，而在這個小姑娘這裡的意思是「你低人一等，我根本不屑與你為伍」。很難想像，如果有一天，她發現她做不了那麼完美的品學兼優的孩子怎麼辦；如果有一天，她有了自己的想法，她不想成為父母希望成為的人了怎麼辦。一面是自己愈來愈奔湧的本能，一面是從小習慣了被限定的標準。她會活在巨大的恐懼和拉扯中。

其實，環顧周圍的成人，包括我們自己，很多痛苦的來源，就是這種巨大的拉扯造成的。我們很想做自己，但是從小父母就無形地教導我們：你只能成為大多數人，你不能成為不一樣的少數人。於是，不想讀書只想唱歌的孩子，還是必須去考大學念經濟學，四十歲了站在舞台上，還沒開口就已經淚流成河。於是，大家一窩蜂去考公務員，哪個容易考就考哪個，考上了父母就覺得你光宗耀祖了。夢想？對不起，在他們的系統裡這是一個顯示不出來的敏感詞。於是，在你還根本沒有想好要過什麼樣的生活的時候，父母和身邊所有的人都會提醒你，你已經二十三歲了，你得交男朋友了；你二十五歲了，你要結婚了；你二十八歲了，你必須要有一個孩子了。然後，就算你再不幸福也不能輕易離婚，不管你工作得多麼不開心也不能輕易辭職。身為一個成年人，你要有體面的生活，你要有婚姻，你要有公司給的保險保障……我們甚至很難表達自己的觀點，碰到大家都吐槽的電影，你不敢說你覺得很好看；你不敢做會議上第一個發言提出反對意見的人；你不敢成為春夏之交第一個穿裙子的人；你不敢在聽到別人背後說你朋友壞話的時候，果斷地站出來說「你們這樣說是不對的」。

害怕成為「錯的」，成為「不正常的」，成為「出頭鳥」，成為「異類」，成為「軌道之外的」，成為「少數人」……這些可怕的、孩童時代來自父母的言傳身教，終於長成了我們自己的基因。

所以，我對火娃，一方面，在很多事情上極有規則（比如公共場合的禮儀，自己的事情得自己做）；另一方面，又在很多事上保持粗枝大葉。我確實如很多家長所說「不怎麼管他」，我還時常提醒自己，不要在生活裡管太多的細節。我不想參與到他所有的玩耍和生活中去，因為我不想讓他在做每件事情的時候，都有人給他定下一個標準，都有人告訴他這樣才是好的、這樣才是對的。我希望他知道：**人生在世，絕大多數時候，只有不同，沒有對錯。不要傷害自己、不要傷害他人就行了。至於其他的，沒關係，親愛的，都是可以的。**

自從遇到你，此後我愛上的所有人都很像你

熟悉火娃的人都知道，他喜愛女性朋友。基本是只要女性特徵明顯，從兩歲到四十歲都愛。同齡人和小妹妹倒是無所謂，只挑性別，不挑身材。但是一旦身高超過他，他就只喜歡一種類型了——像我妹／他小姨的。標準就是：瘦的（必須臉和身體都瘦）、頭髮長的、個子不高的（我不能用「矮」這個字眼，這樣會讓火娃沒有朋友的）。這就是「自從遇到你，此後我愛上的所有人都很像你」。

他第一次見到我妹，是二〇〇九年的一月，那時我妹還在讀大學，放了寒假去重慶看他。那時他才兩個月，在寒冷的冬天，穿得像一頭小熊。門外響起敲門聲時，我媽抱著熊寶寶一樣的他趕緊走到門口，然後門一開，他看見我妹的第一眼，就風含情水含笑

地笑開了。從此就開啟了「一見你就笑」的人生。

火娃和我的親子關係是很跌宕的。在我們互相非常接納和信任彼此之前，是經歷過很多糾結、恐懼、冷漠的階段的。但他和他小姨的關係則非常穩定，是從見第一面開始直到現在，都是相愛的。目前看來也很可能會直到永遠。

那些年我並不知道火娃為何會那麼愛他小姨，那時我和我爸媽都說：「他和他小姨，是真的有緣分。」——我們習慣於把不理解背後邏輯的一切關係，全部籠統地理解為「緣分」。緣分當然是有的啊，畢竟是一見鍾情的劇情。但現在回頭來看，讓他們相愛了這麼多年的原因，是因為我妹是一個天生有療癒氣質的人。我發現他愛的所有像他小姨的女人，都是天生有療癒氣質的人，比如前文裡說過的Z和J。

那麼，他小姨的療癒氣質表現在哪些地方呢？首先，她總能發現火娃特別可愛、特別搞笑的地方。當然，這是因為她就是一個特別可愛、特別搞笑的人，我怎麼可能昭告天下，百度上有個「弱智吧」，她是忠實的讀者呢？她是那種如果看到火娃撞上了玻璃，絕對不會第一時間去看他受傷沒有，一定會先哈哈大笑取笑他一通的人。於是，火娃從小就具備一個功能：如果不小心摔倒了，會在地上乾脆打個滾或者趴在地上玩兒一下，甚至會躺到地上蹺起二郎腿，假裝他是主動選擇到地上玩兒的；如果不小心撞到一棵樹，會拍拍那棵樹，甚至是抱樹也不肯輕易讓人知道，他是出糗了……

我妹大學畢業後先是去了深圳，後來回重慶，和我們住在一起。她的工作比較規律，幾乎每天按時下班。所以我加班回到家的時候，她總是會告訴我，今天晚上和火娃一起，發生了哪些有趣的事情。他們之間發生的事，基本都是無厘頭的——我覺得火娃思維特別發散，特別無厘頭，有很大一部分是託他小姨的福。

因為他知道我妹特別容易被無厘頭逗笑，他早早就領悟到了如何才能逗自己愛的女人笑。比如，走著走著路，明明很安靜的情況下，他突然就開始快速地高抬腿，說：「跳個舞。」比如，火娃如果拿根棍子戳著一坨泥巴，會走到她面前，神祕地說：「吃個棒棒糖。」比如，我媽燙了頭髮的時候，火娃會冷靜地指著電視裡《花園寶寶》裡面的烏西蒂西說：「外婆。」那個烏西蒂西的髮型就像頂著滿頭的毛毛蟲。比如，我妹為了讓自己的劉海變得有空氣感，每晚都要給劉海捲個劉海貼，火娃看到海底世界動畫片裡那個頭頂著一坨東西的魚就會笑咪咪地說：「小姨……」

我妹總是會很配合地當即笑暈過去。這可都是強化啊！記得有一次，我妹笑得不能自持地跟我說：「我跟你講啊，這個真的太好笑……」還沒開始講，她已經笑滾了。

是個什麼事兒呢？是火娃跟她要糖吃——她有個習慣是：下班回家時，會把辦公室分享的小零食帶一點兒回去，或者是走在路上突然想吃什麼了就買兩份，自己吃一份，帶一份給火娃。那天可能帶的東西不合火娃口味，於是他要糖。我妹這個思維廣的傢伙隨口就說：「糖糖糖糖……沒有糖！有唐古拉山，你吃不吃？」

火娃哪裡知道什麼是唐古拉山?!他肯定認為這是一個很好吃的新產品啊！於是他大

聲地說：「吃！」

我妹說這下捅了馬蜂窩了，一整晚，火娃都在追著她要吃這個從來沒吃過的新產品：「小姨，（我）要吃唐古拉山！唐古拉山！」

不管她怎麼說，唐古拉山其實真的是一座山，並不是像阿爾卑斯一樣，又是糖果品牌又是山……但是火娃哪裡肯信？他估計認為：肯定是不想給我吃啊！在唐古拉山這件事上，我覺得火娃明明跟金魚差不多的記性變成了跟大象差不多的記性。因為，在此後的好幾年，甚至一直到現在，他都還偶爾會提起那個從來沒有吃到嘴的神祕新品唐古拉山，「我要吃唐古拉山」。

在想到要寫這個的時候，我特意去搜索了唐古拉山的圖片。我正式把火娃帶到電腦前問他：「你還記得唐古拉山嗎？」

「記得。」

「唐古拉山是什麼？」

「是糖。」然後他眼巴巴地看著我，「媽媽，我可以吃唐古拉山嗎？」

我忍住笑，給他看了唐古拉山的各種照片。我明確告訴他：小姨當年是逗你玩兒的，唐古拉山確實是一座山，不是糖哦。沒想到他聽懂了，他很不好意思地捂起了嘴巴。我問：「那你現在還想吃唐古拉山嗎？」

他咯咯笑起來：「不吃！」

「小姨騙你哎，你討不討厭小姨？」

「不討厭。」他臉上的表情，溫柔得足以融化世間所有的冰雪。真的是長大了。

然後，我妹還總能發現火娃特別厲害的地方。小時候火娃沉迷於用彩泥捏東西，我妹總是那個發自內心去崇拜他的人——因為她和我一樣，對手工一竅不通。

「火娃捏的這個蝸牛真的好像！這兩個小觸角好可愛！」

「火娃真的好厲害，觀察能力好強！他捏的這個鱷魚和蜥蜴，一眼看上去就知道哪個是鱷魚，哪個是蜥蜴，因為嘴巴長得不一樣！」

她是連火娃隨便捏幾個小湯圓都覺得很厲害的：「你看你看，一堆小圓球擺在桌子上，好可愛呀！」

火娃八歲多才開始認字，才開始第一次握筆，我妹依舊覺得厲害。她不斷用語音告訴火娃：「火娃，你現在怎麼這麼厲害呀！小姨好愛你，好想你啊！」

她根本不介意別人家的孩子怎麼樣，在她心裡，只要火娃比從前的火娃變化一點點，都特別特別特別特別厲害。最後，最關鍵的是——她真的很愛他。她覺得他是天底下最帥氣、最聰明、最呆萌、身材還最好的小男生。

火娃之前在重慶寄宿過的特殊機構，離我妹的公司並不太遠，走路大概二十分鐘。那棟樓門口非常不好停車還動不動貼罰單，所以星期一的早晨，常常是我在學校門口把他倆放下，她送火娃上樓，然後再走去公司。很多個星期一的早晨，當火娃哭著不讓她走，她抱了又抱，摸了又摸，最終不得已狠下心轉身離開的時候，眼淚就跟著淌了下來，流了一路。她內心對這個她一天天看著長大的孩子，是有非常多的疼愛的。她知道自閉症意味著什麼，我甚至曾經和她正式地聊過，如果有一天，還沒有讓火娃有個可容身之處，我就突然發生意外死了，她要如何才能在保證她自己的生活的前提下關照他。要不是保險的受益人不能寫兄弟姊妹，只能寫父母或者子女，我是肯定要把這份重託交付給她的。她是這個世界上，除了我自己，我最信任的人。

但即便她清楚地知道自閉症意味著什麼，她也從來沒有覺得自閉症這個診斷，會讓她對火娃的這種愛改變。火娃對她展示愛的方式是：即便現在我們在大理，而她遠在上海，但是時不時地，他就會說：「想小姨。」然後就是要跟小姨視訊。那是活生生的「舔屏」。對著螢幕親啊，親啊，親啊，恨不得鑽到螢幕裡去擁抱她。我妹笑到不行：「火娃，你把你的頭離遠一點兒，我看不見你了！」

很多時候，我帶著火娃出門，他一個人坐在後座，車裡放著音樂。他會趴在窗戶上，看著沿路的風景，突然就會說：「想小姨。」拿到一塊石頭，他玩兒著玩兒著，會突然把它當作一個電話拿到耳朵邊：「喂？小姨，我是火娃。」對火娃來說，即便喜歡上所有長得和她像的女人，她也永遠是這個世界上的唯一一個最最重要的人。

很慶幸的是，我的準妹夫，是一個和她的特質特別像的人，非常有趣，又非常有愛的單純。來大理看我們的時候，十指不沾陽春水——養尊處優的人，每天放上帶勁兒的音樂，和我妹一起歡天喜地地幫我打包。有一次，網上拍賣自閉症兒童的畫作，他還專門去買了兩幅。他說：「我們對別人的孩子付出，別人才會對我們的孩子付出。」

火娃對他，也是完全親近。第一次見面的時候，他給火娃帶了可以拼的小汽車和小輪船，他們倆就排排坐在小櫃子上，一點兒一點兒拼好。身為一個很難記得住別人的名字的小孩，火娃從第一次見面開始，就從來沒有忘記過他的名字。

寫到這裡我覺得，這個世界，的確不管對我還是對火娃，都很不薄。不幸如我們，又萬幸如我們。

一切教育的目標，都只是為了讓我們「生活」得更好

有一天，一個爸爸問我：「現在哪種教育方式是最好的？」因為有一個特殊的孩子，他已經被五花八門的各種教育理念搞暈了頭。

我回答不出來。想起以前看過一篇作家鄭淵潔的採訪，他說起他的兩個孩子，大兒子很不喜歡也不適合傳統學校，所以他從小就自編教材讓兒子在家上學，而小女兒特別適應應試教育，她就喜歡去學校上學。所以，我只能說：可能沒有「最好的」，只有「適合的」，甚至沒有「最適合的」。

我曾經採訪過一個教育學者，她說：「站在教育者的角度，教育是遺憾的藝術——你覺得再好的教育方式，都還是會發現有一部分難以被引領，還有一部分難以被滿足。」

而對於集體上學難的我等特殊家長來說，就更是要接受：**沒有絕對的好，也沒有絕對的適合，只有我們身為父母「當下能夠給到的最好」**。

來到大理之後，因為需要先安頓整個家庭，我讓他繼續在幼兒園裡待了半年。其實那時他已經七歲多了，以他的年齡，根本不該再繼續待在幼兒園裡，可當時我並沒有其他的路可走，嘗試了三所私立小學，全部碰壁，拒不接受。與其把他天天放在家裡閒玩，到處翻零食吃，至少幼兒園可以提供給他一個正常而簡單的生活節奏：固定的作息時間，有規律地吃飯、玩耍。而且那是一所華德福幼兒園，有安寧的氛圍，對於剛剛帶著一身負能量從大城市遷居來此的他，是足夠療癒的。那是當時兵荒馬亂的我，能給他的最好的。

後來我安頓好了，開始自己帶著他，在幼兒園提供給我們的單獨教室裡給他全天一對一上課，這個過程持續了一年多，火娃一些顛覆性的小進步都來自這一年多。可是，這就是最好的嗎？並不是。他沒有同齡的夥伴可以模仿，他的世界幾乎只有我一個人，沒有一個正常的社交環境可以鍛鍊人際交往，而且每天我與他大眼瞪小眼，時不時的焦慮和暴躁是難免的。然而，這也是我在那個階段能夠給到他的最好的。

說來這本書真是寫了好長時間，在我寫這一篇的當下，火娃已經在一所私立的小學上了差不多兩個月的學了。那個學校，包含火娃在內有兩個特殊小孩，另一個是他剛來大理就認識的朋友。其他全都是普通孩子。

他能學到多具體的知識呢？其實並沒有，因為他確實跟不上節奏，而學校也沒有專門支持特殊孩子的老師資源。老師說，語文、數學外，他基本都不在課堂上，要麼串去幼兒班跟小朋友們在一起玩兒，要麼就去後院玩兒了，後院是一大片的樹林和田野。只有下午的各種音樂課和手工課，還有週四的全天大戶外，他是喜歡並且願意跟隨的。

但是，這所學校提供給了他一個同齡人的環境和一個沒有壓力的氛圍。這所學校是沒有排名、沒有考試的，孩子們都很自由，也很接納。這些是我無論付出多少努力也沒有辦法以我一人之力給到他的。何況，還有很多的男老師，而且非常神奇的是，在讀了一個月之後，在一個偶然的情況下，我發現他的班主任居然是他的舅舅，我的表弟！我的奶奶和他的爺爺是堂兄妹，但是因為奶奶過世太早，基本斷了聯繫。

這些男老師，對火娃來說是一筆非常寶貴的財富。生長在單親家庭，火娃生活中的男性角色實在太缺乏了。所以，這也是我當下能夠給到他的最好的。

即便他至少一半時間完全不跟隨，卻也不能說他在學校完全沒有學到東西。這所學校比較注重在日常中的英文練習，火娃待了沒多久我就發現，當老師說「backpack」的時候他就知道要背上背包了，老師說「keep going」的時候他就從地上爬起來繼續往前走了。有一天回家，他把一個玩具丟上天空，嘴裡喊著「one,two,three,up!」。我覺得奇怪，我教過他英文的數字，但是我沒有教過他up啊。我問老師有沒有和他玩兒過up的遊戲，老師也覺得驚奇。確實在院子裡大家是一起玩兒過丟球，會有up和catch it的指令，他當時是一副不想玩兒的樣子，可是他就那樣默默地聽到並且記住了。我在家裡試了一遍，我把球丟給他，說「catch it」，結果他下意識地就伸出雙手穩穩地接住了。

這證實了我的老師曾經告訴我們的那個關鍵點：千萬不要認為孩子看起來沒有接收，便疏於去給予，成人要知道，你帶給他們的所有東西，他們都會以某種形式吸收進去。

而我能夠做的，是準備一些適合他在課堂上做的練習帶到學校。比如，他正在練習用筆，我會準備一些練字的字帖，讓他能夠盡量在教室裡多一些坐下來的時間，並且繼續在課堂外，給到符合他能力的知識。

最開始的一個月，我完全沒有管他，放學後就是瘋玩兒。從第二個月開始，我們的節奏變成了：早上九點上學，下午四點放學，放學後和晚飯後的時間，我會給他上一年級的語文和數學，還有他喜愛的各種手工遊戲。

這些最大的好處是：我和他都不用疲於奔命地去跟上學校的學習進度，我們可以慢慢來。而且，我們可以挑選世界各地的各種有趣的教材和教具了。自己在家教孩子，很容易就變得很散，沒有一個持續的計劃，而好的教材和教具可以省很多費腦子的時間。

火娃的進度之慢，慢到很多普通的家長根本無法想像，他八歲多才開始認字，開始練習用筆，九歲才學會了數數，慢慢開始練習加減法，拼圖和剪紙也是九歲才學會的。如果有和他一樣，學習智性的知識很難很慢，而且說話有些吐字不清、邏輯思維比較弱的孩子（基本就是各項能力都比較初級，說直接點兒就是確實很傻……），我希望我接下來推薦的一些教材和教具是可以給到一些幫助的——當然，這些對於所有普通的小齡孩子也都完全適用。

第一套是日本的kumon公文式教育叢書，有剪紙書、迷宮書、數字書、拼貼書等。不得不承認日本人做教育是一把好手，所有的類目，都是從零基礎開始，循序漸進一步一步加大難度。而且照著做了就會發現，這些順序其實就是在幫助一無所知的孩子分解動作，讓他們在一點兒壓力都沒有的情況下一點兒一點兒就學會了這項技能。火娃學會剪紙，學會複雜的連線、迷宮，都是這套書的功勞。

第二套是英國著名繪本作家茱莉亞．唐納森（Julia Donaldson）的貼紙遊戲書，是根據她的六本繪本改編的，有《小海螺和大鯨魚》、《愛唱歌的美人魚》、《小瓢蟲聽見了什麼》、《城裡最漂亮的巨人》、《橡樹林的故事》、《小猴子找媽媽》。它們非常精美，對於原本是視覺系，卻從小受困於各種畫風拙劣的卡片桌面訓練的特殊孩子來說，簡直就是救命之作。這套書不像日本的那一套有從易到難的排序，所以需要家長自己去挑選孩子該從哪一部分開始做——這個非常重要！我們往往太急功近利而忘了孩子是需要從零開始的！

火娃的進度是：先從場景自由貼圖開始，比如，在一個森林裡貼上各種不同的昆蟲和動物，先讓他喜歡上貼紙這件事本身。拼圖是從四格開始，一點兒一點兒過渡到整頁四十八格的大拼圖的，裡面還有各種填色、迷宮、找不同、邏輯訓練的部分，都非常有趣。但是，需要慢慢來，並且找到適合孩子的方法。比如「找不同」，最初火娃是完全懵掉的，就是弄不懂，即便給他最簡單的圖案也不行，於是我找了一張白紙，先貼住五分之四，讓他從五分之一開始找。最後，有一天，他突然把那張白紙掀掉，然後一個唰唰唰唰地把我留到最後的那幾個最難的「找不同」和大幅拼圖全部貼完了。而最後這個代表顛覆性進步的獨立動作，出現在我耐心地和他玩兒了整整六個月後……這六個月中，有無數我瀕臨崩潰、覺得「這傻孩子怎麼可以傻到這個地步，我是造了什麼孽」的時刻，幸虧我用我佛系母親的定力控制住了自己沒有打他。

第三套是美樂連點畫系列，適合像火娃一樣沒有任何繪畫基礎還特別討厭繪畫、剛剛開始學習數字和字母的小孩。我以前不明白為什麼火娃就是拒絕塗色，每次塗色都像是在完成一個可怕的任務。但是，這一套不是一上來就讓孩子直接塗色，而是先連數字（同樣也是循序漸進，先從1到10，再到50），再把藉由連線而展現出來的形狀塗上色，火娃居然就完全不抗拒了。我並不知道他真實的想法到底是什麼，或者只是時候到了也不一定。也許他覺得，先畫出形狀，再塗上顏色，這才叫一個完整的「繪畫」，而單純塗色只是一個不得不去配合大人完成的無聊工作吧。

第四是針對像火娃這樣吐字有些不清，發音比較模糊的孩子，要持續帶他們讀一些古詩和兒歌。之前上課時，芭芭拉反覆強調要多帶給他們韻律詩歌，其實不是要讓他們理解那些詩歌的意思，而是這可以讓他們在練習發音的同時領會到韻律之美，長期堅持下去，會發現他們能夠在說話時慢慢建立一個更平穩的節奏。

推薦的教具太多，淘寶上很多的玩具都是可以拿來當教具用，但是因為火娃最大的難關是數學，所以個人最推薦的還是蒙特梭利的數學教具：加減法板、乘法板和除法板。

加減法板不用說，除法板還沒到時候，沒用過（也不知道這輩子有沒有機會用，畢竟我覺得學會了加減法已經足夠基本生活了），乘法板我是拿來幫助火娃數數的，對於很多像火娃這樣邏輯思維很差的孩子來說，他們學習抽象的知識非常困難，你們知道我教了他一年多他還連十以內的數數都無法做到嗎?!教得我都要懷疑自己的智商！然而，自從買了那個乘法板，十行，每行十個坑，可以「種」上十個「小紅果」，他就在半個月內可以輕鬆數到一百了——這些板子，作用就是把抽象變得真實可見，而且會讓他們在反覆的練習中自己領悟到什麼叫「規律」。

和這幾套教材教具配合使用的，是一年級的語文和數學教材，人民教育出版社出版。它們的關係是：正規的學校教材，提供一個方向，告訴大人應該給小孩循序漸進地提供什麼樣的知識，它們是一個有跡可循的大綱。而以上推薦的這些書，實話說比市面上很多書都更好看、更有趣、更潛移默化，而不是那麼急功近利，它們可以讓大人能夠幫助小孩相對愉快地運用這些知識。

曾經有一個媽媽很灰心地問我：「那麼費力地教孩子學知識，有什麼用呢？他們能力這麼差，一來，根本學不到多少；二來，即便學到了一些知識，能夠用得出去嗎？」可是，我覺得，儘管這個世界上沒有什麼「最好的教育」，但是如果教育僅僅只是專供給百分之二十的菁英，而不是為了讓所有的孩子從原本的起點出發變成更好的自己，那麼這個教育一定是「不好的教育」。

認為教育特殊的孩子並沒有什麼用，其實歸根結柢，還是大人一貫的橫向對比思維吧。畢竟，對於這樣的孩子來說，也許在很多領域學了十年，都還不如一個厲害的孩子學上十天。

那麼，特殊孩子的教育，到底有什麼用呢？他們最需要學的東西是什麼呢？

在我看來，是一切與生活相關的東西。當然，有一些智力特別高、能力特別強的孩子，那是另一回事。對火娃這樣的孩子來說，在以「實現基本的生活自理」為第一目標時，我希望他能學到的所有知識，都只是為了讓他在成年後能更接近於獨立生活。自閉症孩子家長圈裡的一個共識就是：功能高和功能低都好，高可以最大限度地貼近普通人的生活，低可以順理成章地降低目標變為生活自理，最怕的就是高不成低不就，拖著孩子死命奔跑，卻怎麼跑都跟不上。但無論功能高低，最終，一切教育的目標，都只是為了讓我們「生活」得更好。

所以最後我要隆重推薦的教具和教材，是生活中我們隨時用到的一切家務用品：各種刀、抹布、杯子、電器……還有我們生活中需要去的場合：菜市場、超市、車站、朋友的家、旅行地中所有有人的場合……課桌上學到的一切知識，都可以用得上，並且應該都用得上才叫有效。**有多少人還在疲於奔命搞學習，而忘了「生活」最重要的是「生活本身」？**

目標是很小的，進度是緩慢的，但是只要大人接受「即便沒有那麼精彩，也並非不值得一過的人生」，就會發現驚喜是隨時出現的，成長也是必然的。這是比教育孩子更重要的，身為家長的「自我教育」。

【後記】

一封寫給自閉症兒子的信

火娃：

不知道這些年裡，你對我身為一個母親的工作是否滿意。我得先告訴你的是，我對你當我的兒子很滿意。我很愛你。可能很多人會疑惑，我給你寫信的意義到底是什麼，你能懂嗎？

至少目前為止，我知道你一定是能「聽到」的，至少它們會進入你的心裡，等待某一個你突然覺得「我好像懂了」的時刻。接下來，你可能需要認識更多的字，才能「看到」，再接下來，你還要更瞭解這個世界和人，才能夠真正理解媽媽要對你說的這些話。

我聽過一個說法：人生是一本書，封面是出生，封底是死亡，中間寫上什麼，是由我們自己作主的。一句很正確的廢話，是吧？當不知道第幾千次看到這句話時，我突然想，除了無法改變的封面和現在還管不著的封底，你這本書裡的開頭和結尾，分別可能寫的是什麼？

從我的角度看，你有一個不大容易的開頭。從自閉譜系的診斷開始，你就註定要在某些方面進入努力模式了，比如，流暢地表達自己總是很難，學習拼音和數學對你來說總是很難——但你在努力，我知道你一定可以突破自己。就像你突破用筆和認字的瓶頸，就像你自學了直排輪和滑板，就像你終於知道了如何運用剪刀剪出形狀，就像你學會了問問題……這些對普通孩子來說特別簡單幾乎不用學習的事情，你都要經過大量的練習。跨越的過程，對你我來說一度都挺崩潰的，但是你最後都會了。

不管別人覺得你夠不夠好，我都覺得每一個階段都能進步一點點的你很棒——對於貪婪的人來說，橫向對比之下，會發現沒有什麼是夠的，媽媽恰好是一個特別會把日子過得看起來一團糟的、不那麼貪婪的人。我希望你也能繼續這樣，一團糟的時候不要慌張，乾脆躺下也是可以的。但每進步一點點，都要發自內心地覺得你自己很棒。驕傲也許會讓一個成年人忘乎所以，但從你的身上我知道，驕傲是一個孩子邁向更高台階的動力。

只是以你的人際交往能力，你可能沒辦法擁有很和諧的戀愛關係了，對一個普通的男人來講，「女人到底在想什麼」都是一個宇宙未解之謎，你估計就更搞不懂了吧？不過，管他呢，媽媽活到三十七歲，做了十幾年的情感版主編，不也一樣子然一身。希望此生能有這樣一個機會，我們坐在高高的山崗上，看著浩瀚的大海喝一杯酒，敬完朝陽、敬完月光、敬完自由、敬完死亡之後（你坐不住的中途我可以允許你隨時站起來去跑幾圈），你能指出我到底是哪裡出了問題。

不太容易——這是我的角度。但從你的角度看，你似乎認為你有一個很輕鬆、美妙的開頭，畢竟你大部分時間都過得很開心，特別是我們搬到大理之後。這大概是因為，儘管遭受過一些難免的白眼和欺凌，但你知道我還有很多家人和朋友，都很愛你。

是的，沒有哪一個人的成長是容易的。很多人會覺得，只要你們「撕去標籤」，至少「看起來正常」，你們這輩子就沒啥問題了。媽媽卻不這樣認為。媽媽聽了十幾年別人的故事，那麼多那麼多的人告訴我他們內心的真實，我早已知道這一生每個人都有要修習的功課，路漫漫其修遠兮，無一例外。我只希望你能像現在這樣，接受生活給的一切不幸，卻總有能確切感知到的幸福去抵消它。

說了開頭，我們來聊一聊結尾。你的結尾，根據你的成長情況，可能有兩個，第一個是你能基本獨自生活，第二個是你需要在別人的照顧下生活。無數的人和資訊會來告訴我，你需要做什麼。但是，我決定自己好好想一想，兩種生活你分別需要什麼，再反推回來，確定我需要去引導你成為什麼樣的人。

首先，你得是一個能生活自理的人。所以我們花了很多的時間，從讓你自己穿衣服、吃飯、上廁所、洗澡開始，來教你如何照顧自己。我讓你和我一起做家務，清潔、洗菜切菜、做麵包……謝謝你，有時候你非常不高興，有時候我忍不住要對你發火，但你做得很好。接下來，你得和我一起做一些更高難度的事情了，先從煮湯開始，學習做菜吧。

然後，你得是一個具備基本知識的人。這個我們已經在做了，以前每天我帶著你去上學，從每節課一分鐘開始，後來你就可以坐下來和我進行每節課三十分鐘了。現在你上了學，我們晚上還是會繼續這樣上課。而且，你已經完全不需要物質的強化物，你感受到的自己的成長，就是你最強大的強化物。我真的為你感到驕傲。

還有，你得是一個願意對他人交付信任、不抗拒和人待著的人。這就是我為什麼要和你一起生活在大理。我們可以隨時去我們都喜愛的朋友那裡玩耍，大人坐著閒聊、喝茶，餓了一起煮簡單的飯菜，你們就在院子裡奔跑、玩水、爬樹、捉小昆蟲，我們還一起去遠足、去游泳、去溯溪；我們會去參加很多聚會，讓你知道被一些陌生人環繞並沒有那麼可怕——你在這些過程裡感受陪伴，體會衝突。所有的治療教育理論都這樣落到了生活的實處。

你要記得媽媽的那些好朋友，他們把你當作一個普通又獨特的孩子去對待、去要求。我已經漸漸不需要代替你發聲，是這些兼具智慧和善意的人們讓你能自在地和人練習溝通。

最後，我覺得特別特別重要的一點是：我希望你能擁有感知到這個世界的每一個美妙細節的能力，這樣你才能變成一個情緒穩定、內心充盈的人。即便有一天你需要在別人的照顧下生活，至少你是一個能讓自己快樂、活得自在的人，這樣你才不會給別人添太多的麻煩，你才能得到更多的尊重和喜愛。

所以，我不會為了強求你變成一個所謂的「正常」的人，而去過多地壓制你、逼迫你。任何所謂的進步，如果我知道要以犧牲你的自在為代價，我都絕對不會做。再所以，我才會不管你能不能聽得懂，一直不厭其煩地跟你分享我們共同看到的眼前的世界是什麼。

「小風吹到臉上，涼涼的。」「藍色的小甲蟲在媽媽的腳邊爬來爬去，牠是不是想去找朋友玩呢？牠的朋友是一隻金龜子嗎？」「這朵雲長得好像鯊魚呢，不知道它要游去哪裡？」「長著長長羽毛的鳥在枝頭唱歌，這棵樹現在還是綠的，也許到了秋天，它會變成美麗的金黃色。」「媽媽覺得和你一起坐在這個大石頭上看著這片田野，很舒服，也很幸福哦。」儘管在我描述類似事情的時候，你只是在玩你手中的玩具，經常一副根本沒有在聽的樣子，但我相信一切都會進入你的心底。我也認為，不管你能否表達出來，你有權利也有這個需要，去聽到完整的聲音。

我在盡我一切的可能，將你的眼睛從你自己的小宇宙裡，引向更廣闊的世界。而且，一些改變就真的在某些時刻發生了。

記得有一天，你在認真地看著窗外，我問你看到了什麼，你說：「看到風了。」我喜歡這個回答，不是搖晃的花和樹葉，你說你看到的是風。後來，又有一次，你說你看到了風，我問你風在幹什麼，你開心地跑起來：「風在跑！」那天是大理的風季，風真的在跑呢！

還有一次，我們在溪裡走路，你盯著溪水告訴我：「小溪哭了，它流眼淚了。」

我問你：「它為什麼哭？」

你想了想說：「它很傷心。」

「火娃平常是為什麼哭？」

「火娃也是一樣的。」

然後，你小心翼翼地伸出手，輕輕去撫摸流水。很好，我希望你能一直這樣：能微笑著聽小鳥在枝頭唱歌並為牠鼓掌；能躺到天台的桌子上看雲的變幻無常；能和偶遇的昆蟲待一個下午；能隨便撿到幾塊石頭、一根廢鐵絲或者小樹枝，然後把它們想像成是很多動物和它們一起玩。我希望你能和大自然的一切成為朋友。

很高興現在的你，在漸漸和這個世界上的人和物成為朋友的同時，也把我當成了你最好的朋友，你能和我分享你看到的世界了。當你把一根鐵絲彎來折去然後舉到我面前告訴我：「這是一隻蝦！」「一個大大的螃蟹！」當你拉著我的手問我：「媽媽，你能和我一起看雲嗎？」我內心的快樂，是你能看到的一萬倍。

好了，當你具備了以上這些，我覺得，我只需要攢到一些足夠你基本生活的錢，就不會再擔心我有朝一日死掉之後，你會很悲涼地生活了。而且，說不定隨著你的長大，會有更多的驚喜到來呢？我安心陪伴，樂見其成。

最後，我要分享給你幾句詩人穆旦的詩，來自〈冥想〉。

但如今，突然面對著墳墓，
我冷眼向過去稍稍回顧，
只見它曲折灌溉的悲喜
都消失在一片亙古的荒漠，
這才知道我的全部努力
不過完成了普通的生活。

我想告訴你的是，這世間有能力足以改變世界的人，也有拿起一雙筷子都要用盡全力的人；有被掌聲與燈光包圍的人，也有在路邊鼓掌的人。每一個人只要活得真誠，都值得尊重；每一個人只要活得平衡，就能不枉此生。像我們這樣平凡的人，只要努力完成普通的生活就好。這一生，就讓我們互相擔待、互相成全吧。

覺得你真的很好看的媽媽

【附錄】
治療教育筆記分享

在整本書的最後，我想要分享一些這幾年來學習治療教育的筆記精華。我並不是一個好學生，因為我甚至沒有上完所有的課程，但我想，這不僅是對特殊孩子，而是對所有的孩子都適用的，因為這個世界上不會有完全完美的孩子。我們都會帶著一些或大或小、不同類型的傷口長大，父母或者老師對小時候的我們哪怕多那麼一點兒理解，都有可能影響我們一生。

謹以此筆記，感謝這些從事治療教育已經超過三十年甚至五十年的老師們：芭芭拉・鮑德溫（Barbara Baldwin）、克瑞斯・華特（Chris Walter）、阿蘭・修樂思（Alan Thewless）、羅賓・慧森（Robyn Hewetson）。

一切都從孩子現在所處的位置出發

1.我們要從孩子所在的位置開始，從他們與世界相遇的方式開始。不好好看到他們的位置，而只是一味告知他們「你應該變成怎樣」是沒有意義的。對家長也是一樣，不從他們所處的位置開始，直接告訴他們如何教導孩子（比如「你多帶孩子出去和同齡人玩兒玩兒就好了」之類的）是非常粗暴而輕率的行為。要知道，每個特殊孩子來到班級，都像背著一大包沉重的石頭，而在每個兵荒馬亂的早晨，他們的父母比任何人都希望生活有一些不一樣。

2.節奏、溫暖的情緒和幽默感，是三個最重要的治療工具。那麼如何讓自己有幽默感？華特老師這樣回答：「我想，幽默感是你看待生活的方式。」

3.要學會看到問題的根本。比如，很多人把孩子的問題歸結為電子產品。但是，如果一個孩子看了太多的電視和iPad，那其實問題的根本是養育者對他們的忽視。相比父母的忽視，電子產品本身造成的影響並不是最重要的——懶惰的教育方式才是。

4.有問題就解決問題，沒有問題千萬不要去尋找和製造問題。最糟糕的破壞是擔心。老是想找到孩子的異常，對孩子是一種極大的傷害，因為你沒有享受他們。其實，我們每個人都有這樣那樣的障礙，但是我們都很好!!!

5.如果孩子覺得無聊，注意力不集中，那麼老師不應該去指責孩子，而是需要知道怎麼讓課變得有趣。

6.教育者一定要理解教育的意義：我們為什麼要這樣做？每讓孩子做一件事，都要思考。如果你的方式達不到這個意義，那麼就改變一種方式，達到同樣的意義。而如果你根本不明白為什麼要那樣做，那就不要做。

7.多對孩子說「等下……」「把什麼做完了再……」「五分鐘後……」「睡醒後……」等等，這樣可以把孩子從當下擴展到一定的未來。

8.對待孩子，一味地包容是沒有意義的，你需要學會「主動的容忍」：要知道哪些可以容忍，哪些不可以。比如，運動型的孩子需要非常多的運動，他們總是在動，你得允許他們；而運動有障礙的孩子也許長時間坐在那裡把東西擰開、合上，他們需要理解。

9.教育者時時刻刻需要與孩子成長的習慣做鬥爭。有兩種方式可以對習慣做功課：第一，不再餵養它；第二，養成一種新的習慣。比如，一個孩子老是在老師講故事時踢凳子，如果老師阻止他，就正合他意——阻止本身就是一種供養。此時，你應該忽略他的習慣，轉移他的注意力，比如，讓他指出故事裡講的動物。

10.這個世界沒有暴躁的孩子，沒有懶惰的孩子，沒有總是在生氣的孩子，沒有遲緩的孩子，只有被剝奪了以他們自然的方式去學習的孩子。

11.很多父母問：為什麼他們不聽話？你得知道，孩子本身就不是一個好的傾聽者。

12.不要過早讓孩子學習書寫。在兒童的垂直中線沒有充分整合時，他們活動一隻手的手指，在無意識的狀態下，另一隻手的手指通常也會跟著動，我們會看到僵硬的握筆姿勢和潦草的字跡。判斷孩子的垂直中線是否整合的一個標誌是：他們的慣用手能否越過身體的中線去撿起放在身體另一側的物品。

13.要多給孩子一些療癒性的詩歌。療癒性詩歌的基礎就是節奏，人在一次呼吸時心臟會有四次跳動，所以四拍的詩歌代表心臟的節奏，可以讓孩子感覺到舒適、安穩，並加強他們的界限。

14.不要教條地依照孩子在幾歲時應該做什麼就去教他們什麼，而應該在他們已有的能力上進行擴展。比如繪畫，你可以把剪好的形狀放到紙下，他們只需要用蠟筆就能畫出形狀；可以讓他們在泥上壓出圖案——首先，你得讓他們感覺到，畫出東西來是好的，才能給他們擴展更多。還是那句話：一切從孩子現在所處的位置出發。

15.淘氣和好奇是兒童發育的兩個好幫手。學校不應該成為崇拜良好行為學生的地方。孩子所有的行為，都是一種溝通：告訴你他們要做什麼、在想什麼、有什麼需求。所以做為一個教育者你必須時刻看到那些行為並且知道為什麼。

16.強迫孩子改變偏側性（指慣用左腦或右腦）會對他們產生很大的傷害，要盡量讓孩子的偏側性在同一側，因為如果他們在使用手和眼睛產生交集時，會讓他們產生困惑，帶來不協調的很多問題。——不要強硬改變一個左撇子！

17. **痛是非常重要的**，痛可以幫助他們甦醒生命覺（對於自身體質和健康的覺知），所以不要太快幫他們擺脫疼痛（我想，對所有人來講，任何形式的疼痛，身體、心靈，也都是非常重要的東西）。

18. **九~十歲對孩子來說是一個內心非常艱難的時段**，他們會有很多的恐懼，感受到了世界的不友善和敵對，有的會出現尿床、咬指頭……但是都正常，都會過去。大人需要做的是相信他們的能力，相信他們可以從現在開始自己度過自己的人生，但一定要保持對話，注意到他們何時需要我們（不然孩子會成長為很獨立但是很孤獨的人）。

19. **孩子會問很多問題，要搞懂這樣的問題告訴了我們什麼。**比如，有的孩子老是問別人「你從哪裡來？」也許是他們對位置感興趣，可以給他們一個地圖，利用他們對位置的興趣來找到溝通的方式。問「你多大了？」也許是他們對數字感興趣。「你結婚了嗎？」也許是他們對人際關係感興趣。如果一個孩子老是重複問你同一個問題，他們也許是健忘也許是強迫，如果他們每次都問你五遍，那麼你可以讓他們重複六遍，來打破他們的習慣。總之，老師要永遠對孩子的問題保持興趣。

20. **不要過早地向孩子展示世界的殘酷**，因為他們太小了，他們還沒有能力對周圍的世界做點兒什麼，這會讓他們焦躁、抑鬱（我曾聽說過一個在父母的爭吵中成長的敏感小孩，才四五歲，會把自己的臉抓得到處都是血）。

21. **如果你老是保護你的孩子，那你的孩子就會變得愈來愈無助，他（她）不會知道**

如何保護自己。

22.思考是在不斷地重複中產生的，重複是思考和記憶的基石。所以不要太頻繁地給孩子太多新的信息，否則他們的大腦會因此習慣了進進出出，無法打下思考的基礎。

23.很多孩子的自我都要很長時間才能建立，我們要允許他們花時間找到他們自己。（其實大人也一樣，很多人到了很大的年紀都還沒辦法找到那個「我」。）

24.不要幫助孩子做那些他們明明可以自己做的事情，否則就是一種懶惰的教育方式。比如，別再隨時伸手去給孩子擤鼻涕了，你直接告訴他們去做就好了——每次獨立完成一件事情，都在滋養孩子的生命覺。

關於一些具體的症狀及方法

1.失語症往往伴有運動障礙，因為語言本身就是一種行走，當我們閱讀時，就像用手指頭摸過那些字。當我們的高階感官（聽覺、語言覺、思想覺、自我覺）出現問題時，要在低階感官（觸覺、生命覺、運動覺、平衡覺）上做工作。——所以不要把大量的工作作用於打開失語者的語言，先讓他們發展運動。而且，絕對不能因為他們不說話就降低我們對語言的要求，要讓他們聽到完整的聲音的品質。

2.如果一個孩子過動，不能把他們放到眼皮子底下，你得讓他們坐到牆邊，這會讓他們有更多的安全感。這樣他們才能慢慢地感受到身體的靜止。——很多學習障礙，其實是在靜止上出了問題，因為如果你要聽到並且處理信息，你必須保持身體的靜止。

3.發現小孩的發音不正常時，先不要糾正他們的發音，先找到原因再幫助他們。比如，對那些不用嘴巴而是用鼻腔說話的孩子，可以讓他們提重物（比如逛超市時讓他們提包），讓他們習慣用嘴巴呼出氣流，引導從口腔發出聲音。

4.中樞聽覺處理障礙的孩子，只能一對一說話，如果聲音移動或者聲音太多，他們就沒有辦法聽懂。他們總是看起來非常好，其實他們只是看起來什麼都聽到了，但是無法處理也無法提取。這種孩子應該把他們安排在教室裡最安靜的那個側面，盡量減少聲音的複雜度，如果把他們安排在教室的中間，四面八方湧來的聲音會淹沒他們。要多對他們運用視覺的幫助，比如手勢。還要給他們安排一個安靜的孩子坐同桌，如果安排一個運動型的孩子，他（她）會被折磨瘋的！

5.聽力不足的孩子在你說話時會看你的嘴唇，但是一旦老師轉頭在黑板上邊寫字邊說話時，他們就不行了。所以他們總是課堂裡那個最後拿出書的孩子。——不要輕易將這樣的孩子解讀為不專心，要在你不教課時和他們多聊天、多觀察，雖然我們不能修補好所有的問題，但至少你要認識、理解，並盡可能幫助他們。

6.非言語性學習障礙的孩子可以聽到詞、看到表情和動作，但是不知道意思，所以表現出不懂規則，看不到遊戲的過程，要麼被小朋友擋在外面，要麼以不恰當的方式進入。要對他們多使用手勢和語言，讓他們不斷練習體會非言語的微妙意義。

7.腦癱的孩子為了把嘴唇放到一起，會用盡全身的力量，他們說話會非常困難。要對他們的物質身體做大量的工作，同樣先發展他們的低階感官。

8.選擇性緘默只是一個標籤，其實這不是孩子的選擇，這是一種障礙，他們沒得選。通常這樣的孩子智力非常發達，學會寫字之後他們會好很多，戲劇對他們來講是非常療癒的方式。

9.面對重複症（指反覆說某句話或重複做某件事情的表現）的孩子，請不要太專注於他們的言語，好好去看他們，他們的眼睛會告訴我們他們真正想說的是什麼。

10.學習數學時，孩子需要瞭解很多抽象的概念，比如長短、前後、平均、總和、大於小於、多於少於……如果孩子不能理解，老師就應該用更多適合的方式讓孩子理解。比如，讓數學概念可視、可觸摸。（在課堂上，我們練習了如何用泥巴做出各種模型，並且加入故事，讓孩子們可以透過觸摸和觀看這些實實在在的東西來理解抽象的概念。）

11.兒童要能安靜地坐著，集中注意力學習，首先他們得發展出自己的本體感覺系統，他們不再需要他們的心智來幫助他們保持軀體向上或者判斷空間距離，也就是說，他們得發展到可以忘掉他們的身體才能學習。（試想一下當你生病時；你之前完全感覺不到的身體，在提醒你疼的時候；當你沒有辦法做到忘記自己的身體時，你是沒有辦法集中注意力去工作和聽周圍的人說話的。）

12. 可以讓兒童多從事一些讓他們感受壓力、使用四肢及手指的活動來發展和強化本體感覺系統，比如，用鏟子挖掘、推獨輪車、提東西、搬石頭、拔草、單槓、圍成圈拍手跺腳、跟隨節奏丟沙包和左右交叉地走竹竿遊戲等等，但是所有的活動及遊戲的一個重要宗旨就是：你要輕柔、輕鬆地激發孩子的興趣，不要讓孩子以為他們在受懲罰。

總之，還是那句：一切從孩子現在所處的位置出發。身為一個教育者、帶領者，我們要做的就是：找到他們的起點，起點就是他們的興趣所在的地方，再從這個起點去拓展他們！

國家圖書館預行編目資料

不過生了一個小孩：我是戈婭，別叫我勵志媽媽／戈婭著. --初版. --臺北市：寶瓶文化, 2019.2, 面；公分. --(Catcher；95)
ISBN 978-986-406-150-1(平裝)
1.自閉症 2.親職教育 3.通俗作品

415.988　　108001759

Catcher 95

不過生了一個小孩——我是戈婭，別叫我勵志媽媽

作者／戈婭

發行人／張寶琴
社長兼總編輯／朱亞君
副總編輯／張純玲
資深編輯／丁慧瑋
編輯／林婕伃・周美珊
美術主編／林慧雯
校對／丁慧瑋・陳佩伶・劉素芬
營銷部主任／林歆婕　業務專員／林裕翔　企劃專員／李祉萱
財務主任／歐素琪
出版者／寶瓶文化事業股份有限公司
地址／台北市110信義區基隆路一段180號8樓
電話／(02)27494988　傳真／(02)27495072
郵政劃撥／19446403　寶瓶文化事業股份有限公司
印刷廠／世和印製企業有限公司
總經銷／大和書報圖書股份有限公司　電話／(02)89902588
地址／新北市五股工業區五工五路2號　傳真／(02)22997900
E-mail／aquarius@udngroup.com

著作完成日期／二〇一八年十月
初版一刷日期／二〇一九年二月
初版二刷日期／二〇一九年二月二十六日
ISBN／978-986-406-150-1
定價／三二〇元

AQUARIUS 寶瓶 文化事業

愛書人卡

感謝您熱心的為我們填寫，
對您的意見，我們會認真的加以參考，
希望寶瓶文化推出的每一本書，都能得到您的肯定與永遠的支持。

系列：Catcher 95　**書名：不過生了一個小孩——我是戈婭，別叫我勵志媽媽**

1.姓名：＿＿＿＿＿＿＿＿　性別：□男　□女

2.生日：＿＿＿年＿＿＿月＿＿＿日

3.教育程度：□大學以上　□大學　□專科　□高中、高職　□高中職以下

4.職業：＿＿＿＿＿＿＿＿

5.聯絡地址：＿＿＿＿＿＿＿＿＿＿＿＿＿＿＿＿＿＿＿＿

聯絡電話：＿＿＿＿＿＿＿＿　手機：＿＿＿＿＿＿＿＿

6.E-mail信箱：＿＿＿＿＿＿＿＿＿＿＿＿＿＿

□同意　□不同意　免費獲得寶瓶文化叢書訊息

7.購買日期：＿＿＿年＿＿＿月＿＿＿日

8.您得知本書的管道：□報紙／雜誌　□電視／電台　□親友介紹　□逛書店　□網路　□傳單／海報　□廣告　□其他

9.您在哪裡買到本書：□書店，店名＿＿＿＿＿＿　□劃撥　□現場活動　□贈書

□網路購書，網站名稱：＿＿＿＿＿＿＿　□其他＿＿＿＿＿＿

10.對本書的建議：（請填代號　1.滿意　2.尚可　3.再改進，請提供意見）

內容：＿＿＿＿＿＿＿＿＿＿＿＿

封面：＿＿＿＿＿＿＿＿＿＿＿＿

編排：＿＿＿＿＿＿＿＿＿＿＿＿

其他：＿＿＿＿＿＿＿＿＿＿＿＿

綜合意見：＿＿＿＿＿＿＿＿＿＿＿＿＿＿＿＿＿＿＿＿＿＿＿

11.希望我們未來出版哪一類的書籍：＿＿＿＿＿＿＿＿＿＿＿＿＿＿＿＿

讓文字與書寫的聲音大鳴大放

寶瓶文化事業股份有限公司

（請沿此虛線剪下）

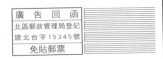

廣　告　回　函
北區郵政管理局登記
證北台字15345號
免貼郵票

寶瓶文化事業股份有限公司　收

110台北市信義區基隆路一段180號8樓

8F,180 KEELUNG RD.,SEC.1,

TAIPEI.(110)TAIWAN R.O.C.

（請沿虛線對折後寄回，或傳真至02-27495072。謝謝）